Respiração

Dados Internacionais de Catalogação na Publicação (CIP)
(Câmara Brasileira do Livro, SP, Brasil)

Souchard, Philippe-Emmanuel
    Respiração / Philippe-Emmanuel Souchard [tradução de
Angela Santos]. São Paulo: Summus, 1989.

Bibliografia.
ISBN 978-85-323-0360-8

1. Respiração 2. Respiração – Exercícios I. Título.

	CDD-612.2
	CDD-613.192
89-1476	NLM-WF 102

Índices para catálogo sistemático:

1. Respiração: Exercícios: Higiene   613.192
2. Respiração: Fisiologia humana   612.2

Compre em lugar de fotocopiar.
Cada real que você dá por um livro recompensa seus autores
e os convida a produzir mais sobre o tema;
incentiva seus editores a encomendar, traduzir e publicar
outras obras sobre o assunto;
e paga aos livreiros por estocar e levar até você livros
para a sua informação e o seu entretenimento.
Cada real que você dá pela fotocópia não autorizada de um livro
financia o crime
e ajuda a matar a produção intelectual de seu país.

Respiração

Ph.-E. Souchard

summus
editorial

Do original em língua francesa
LA RESPIRATION
Copyright © 1990 by Philippe-Emmanuel Souchard
Direitos desta tradução adquiridos por Summus Editorial

Tradução: **Angela Santos**
Capa e ilustrações: **Serge Cap**
Fotografias: **Jacques Viguier**

Summus Editorial

Departamento editorial:
Rua Itapicuru, 613 – 7º andar
05006-000 – São Paulo – SP
Fone: (11) 3872-3322
Fax: (11) 3872-7476
http://www.summus.com.br
e-mail: summus@summus.com.br

Atendimento ao consumidor:
Summus Editorial
Fone: (11) 3865-9890

Vendas por atacado:
Fone: (11) 3873-8638
Fax: (11) 3873-7085
e-mail: vendas@summus.com.br

Impresso no Brasil

SUMÁRIO

O TÓRAX 7
    anatomia 7
O DIAFRAGMA 11
    embriologia 11
    anatomia 12
    biomecânica 22
    biomecânica da inspiração 25
OS INSPIRATÓRIOS ACESSÓRIOS 32
    os inspiratórios nucais 32
        anatomia 32
        biomecânica 35
    os inspiratórios escapulares 36
        anatomia 36
        biomecânica 38
    os inspiratórios espinhais 40
        anatomia 42
        biomecânica 48
    os inspiratórios torácicos 50
        anatomia 50
        biomecânica 52
OS EXPIRATÓRIOS 56
    anatomia dos músculos abdominais 56
    biomecânica 67
APARELHO PULMONAR 72
    anatonia 72

biomecânica 73

NEUROFISIOLOGIA - REGULAÇÃO DA RESPIRAÇÃO 77

FISIOPATOLOGIA 80

músculos da estática e músculos da dinâmica 80

fisiologia 81

fisiopatologia 84

defasagem das trocas respiratórias 84

causas de defasagens respiratórias 88

stress 88

pulmões 89

vísceras 89

causas morfológicas 90

corda do arco 90

encurtamento dos inspiratórios nucais 92

encurtamento dos inspiratórios escapulares 92

o dilatado e o retraído 93

causas à distância – mecanismos de defesa – noção de
globalidade 94

noção de antagonismo – complementaridade 95

noções de tensão vitoriosa – tensão vítima 96

propagação 96

avaliação das retrações em cadeia 97

REEDUCAÇÃO 99

a contração isotônica excêntrica 99

suspirar 99

reeducação diafragmática 100

manobras de relaxamento diafragmático 100

relaxamento do diafragma e alongamento 102

alongamento dos inspiratórios nucais 106

alongamento dos inspiratórios escapulares 107

alongamento dos inspiratórios espinhais 110

reeducação postural global 111

A RESPIRAÇÃO TOTAL 112

expiração torácica superior 112

expiração torácica inferior 112

expiração total 112

pilotagem do suspiro 113

inspiração torácica 115

inspiração diafragmática 115

ciclo respiratório da regeneração: respiração total 116

Bibliografia 117

O TÓRAX

ANATOMIA

O ESTERNO

Compõe-se do manúbrio, do corpo e do processo xifóide. O manúbrio e o corpo formam a articulação esternal superior cujo ângulo é aberto para trás (ângulo de Louis). O bordo superior do manúbrio possui uma incisura: a fúrcula esternal (Fig. 1). Cada bordo lateral apresenta entalhos que se articulam com as cartilagens costais. A primeira incisura situa-se sobre o bordo lateral do manúbrio, abaixo do entalhe clavicular. O ângulo de Louis recebe a segunda cartilagem costal. Sobre os bordos laterais do esterno articulam-se as cartilagens da terceira à sétima costelas.

A articulação esternal é feita com o processo xifóide que freqüentemente permanece cartilaginoso.

AS COSTELAS

São em número de doze de cada lado (Fig. 2). Distinguimos três tipos de costelas: as costelas verdadeiras unidas ao esterno pelas cartilagens costais (da 1ª a 7ª), as costelas falsas que se unem ao esterno pela cartilagem suprajacente (8ª, 9ª, 10ª costelas), as costelas flutuantes que não se unem ao esterno (11º e 12º pares). A 10ª costela é freqüentemente flutuante. A extremidade posterior da costela compreende quatro porções: a cabeça, o tubérculo, o colo e o ângulo

posterior. No nível da cabeça, a crista corresponde ao disco intervertebral, as facetas articulares superior e inferior correspondem (com exceção da 11ª e 12ª costelas) ao bordo superior e inferior dos corpos de duas vértebras vizinhas.
O tubérculo corresponde à superfície articular do processo transverso. O colo é ocupado pelas inserções ligamentares.
O ângulo posterior marca a mudança de direção da face externa do osso. Não existe nas 11ª e 12ª costelas.

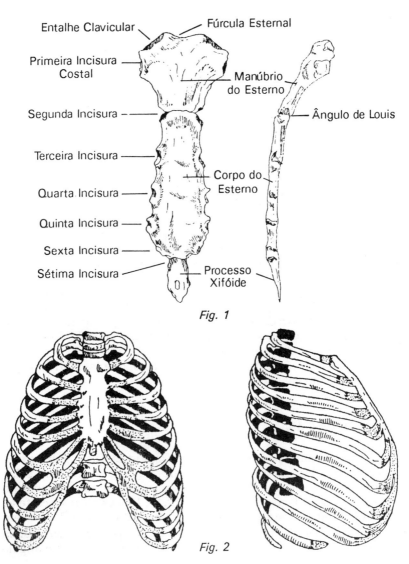

Fig. 1

Fig. 2

AS CURVATURAS

As costelas são torcidas de forma helicoidal (Fig. 3). Além da curvatura seguindo as faces, marcada por um ângulo posterior que acabamos de ver, e um ângulo anterior mais discreto, distinguimos uma curvatura seguindo os bordos (os bordos posteriores são mais altos que os bordos anteriores) e uma curvatura seguindo o eixo, através da qual a face externa da costela olha para baixo e para trás desde o tubérculo até o ângulo posterior, diretamente para fora na porção média, e para cima e para frente depois do ângulo anterior. A extremidade anterior das costelas é escavada para articular-se com a extremidade da cartilagem costal.

A primeira e segunda costelas, assim como a décima primeira e décima segunda, apresentam particularidades anatômicas. Essas não têm interesse primordial para a compreensão da biomecânica. É suficiente saber que a primeira e segunda costelas têm suas faces superiores horizontais e ligeiramente oblíquas para receber os escalenos. As duas últimas costelas são flutuantes, como já vimos (Fig. 4).

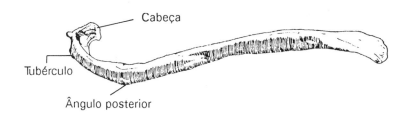

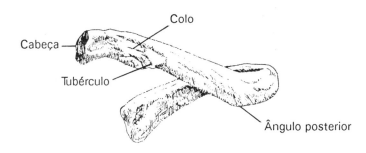

Fig. 3

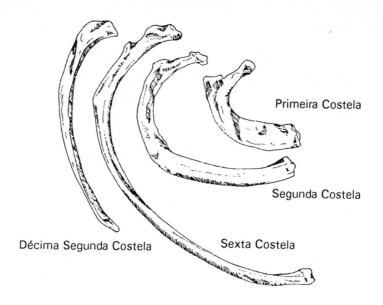

Fig. 4 – Vista Superior

O DIAFRAGMA

EMBRIOLOGIA

O diafragma origina-se do mesoblasto que, desde a terceira semana, divide-se em duas porções:
– a porção dorsal que gera todo o sistema ósteocartilaginoso que partindo da corda dorsal primitiva possibilita a metamerização das vértebras, toda a osteologia e a musculatura do aparelho locomotor (com os miótomos); e
– a porção ventral associada à porção lateral que dá origem ao celoma que de início vai do ápice da caixa torácica à região pélvica. Essa cavidade é rapidamente dividida pelo elemento fibroso do diafragma: o *septum transversum*.

De início, ele não separa completamente a cavidade abdominal, mas deixa comunicações: as goteiras pleuroperitoneais, que desempenham um papel na formação dos pulmões.

O desenvolvimento das cavidades pleurais e mesênquima gera uma invaginação de onde partem os mioblastos provenientes dos terceiro, quarto e quinto metâmeros cervicais que vão formar a porção muscular do diafragma, inervada pelo nervo frênico.

A partir desse tecido mesinquematoso, diferenciam-se pouco a pouco vários elementos que originam o revestimento da parede pulmonar, brônquica e intestinal, assim como a túnica serosa que forra todos os órgãos. Vemos igualmente formar-se o sistema cardiovascular e linfático, assim como os elementos figurados do sangue e da linfa.

Dos corpos de Wolf e Muller originam-se os rins, as glândulas genitais, as vias urogenitais superiores, as paratireóides, o timo, o baço, as córtico-supra-renais de função endócrina, assim como os folhetos que forram as abóbodas do tórax e do abdômen. Dão também origem a todo tecido conjuntivo dos músculos e das glândulas, a derme e hipoderme com seus anexos vasculares e linfáticos, as glândulas sudoríparas e as glândulas adiposas.

O diafragma do adulto resulta então de três elementos:
1- O *septum transversum* ou centro tendíneo,
2- A membrana pluriperitoneal reforçada por elementos musculares provenientes do mesoblasto (parte dorsal e lateral),
3- O meso-esôfago, que comporta os pilares do diafragma.

ANATOMIA

Quando descrevemos um músculo é difícil evitar os termos *origem* e *inserção*. Deve-se entender, no entanto, que são termos perigosos porque induzem à idéia de que um ponto de origem é fixo, enquanto um ponto de inserção é de preferência móvel. Contudo, todos os músculos são suscetíveis a inverter, um momento ou outro, ponto fixo e ponto móvel e isso é particularmente verdadeiro para o diafragma.

Por outro lado, deve-se entender que é primordial chegar de imediato à compreensão da ação biomecânica através da anatomia funcional. Por isso deve-se prestar uma particular atenção às

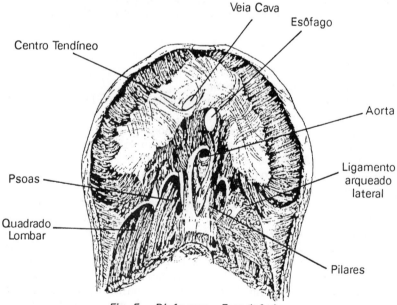

Fig. 5 – Diafragma - Face Inferior

inserções aponeuróticas dos músculos, porque o sistema fibroso aponeurótico possibilita a ação seqüencial dos músculos contribuindo para a formação de cadeias musculares que tornam inoperante toda a ginástica analítica ou segmentar.

O diafragma, músculo ímpar e assimétrico que separa o tórax do abdômen, compreende duas partes: uma muscular e periférica, graças à qual o músculo insere-se ao longo do contorno do tórax e sobre a coluna; outra tendinosa e central denominada "centro tendíneo" (Fig. 5).

Formando um abóboda de concavidade inferior, o diafragma, é na realidade, constituído na periferia por finos músculos digástricos justapostos cujos tendões centrais, imbricados, formam o centro tendíneo.

A parte muscular por sua vez, divide-se em uma ação vertebral, uma porção costal e uma porção esternal.

Porção vertebral

Parte interna ou pilares do diafragma (Fig. 6).
É constituída por dois grossos feixes de fibras de comprimentos desiguais. O pilar direito insere-se sobre os discos intervertebrais LI-L2 e L2-L3, descendo às vezes sobre o disco L3-L4.

O pilar esquerdo insere-se sobre o disco L1-L2 e freqüentemente prolonga-se até o disco L2-L3.

Cada uma dessas inserções discais transborda sobre a face anterior do corpo das vértebras sub e suprajacentes.

As fibras internas dos pilares e as do lado oposto entrecruzam-se sobre a linha média. Os feixes principais reúnem-se formando assim o orifício aórtico. Descrevem-se classicamente dois pilares acessórios externos advindos principalmente da segunda vértebra lombar.

As fibras musculares que se seguem aos pilares são longas, dirigem-se para cima e para frente, terminando-se na curva posterior do centro tendíneo.

As fibras musculares mais internas entrecruzam-se sobre a linha média, antes de atingirem o centro tendíneo e darem passagem ao esôfago. O feixe direito é maior que o esquerdo.

A porção externa é formada pelo ligamento arqueado medial (1) que une a face lateral do corpo da 2ª vértebra lombar à apófise costiforme da 1ª lombar, e pelo ligamento arqueado lateral (2) que une

---

(1) No texto em francês: arcada do psoas. (N.T.)

(2) No texto em francês: arcada do quadrado lombar. (N.T.)

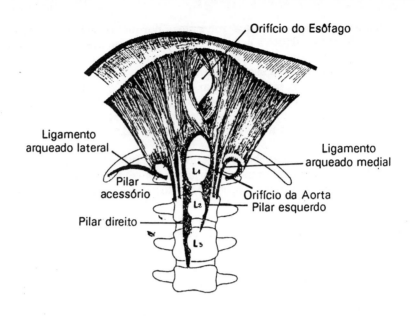

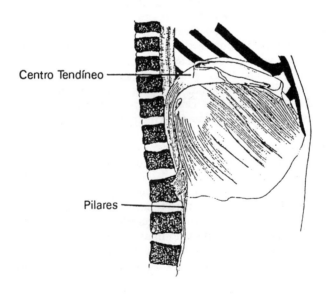

Fig. 6 - Pilares do Diafragma

a apófise costiforme de L1 à 12ª costela. Essas formações permitem a passagem do psoas e do quadrado lombar. As fibras carnosas originadas nessas arcadas inserem-se sobre as porções laterais e posterior da concavidade posterior do centro tendíneo.

Porção costal

É toda região lateral do diafragma. Origina-se sobre a face interna das últimas costelas e sobre as arcadas aponeuróticas que unem os ápices da 10ª, 11ª e 12ª costelas (Arcadas de Sénac). Essas inserções confundem-se com as do transverso, especialmente no nível da 10ª, 11ª e 12ª costelas As fibras musculares terminam-se sobre os bordos laterais dos folíolos laterais e anterior do centro tendíneo (Fig.7a).

Porção esternal

É constituída por um ou dois feixes musculares distintos provenientes da face posterior do processo xifóide, terminando-se sobre a porção média do folíolo anterior.

O CENTRO TENDÍNEO

Lâmina fibrosa formada pelo cruzamento dos tendões medianos dos músculos digástricos periféricos, o centro tendíneo ocupa a porção central do diafragma (Fig. 7a).

Ele apresenta três folíolos - o anterior, o direito e o esquerdo. Seus respectivos bordos anteriores formam uma linha curva anterior, convexa para frente, posteriormente formam uma linha côncava para trás. Na união entre o folíolo anterior e do da direita, abre-se o orifício da veia cava inferior. Seguindo-se as diversas direções, certas fibras tendinosas do centro tendíneo foram individualizadas (Bourgery). A faixa semicircular superior une o folíolo anterior ao folíolo direito contornando por trás o orifício da veia cava inferior. A faixa semicircular inferior estende-se do folíolo direito ao folíolo esquerdo contornando, para fora e para frente, o orifício da veia cava inferior. Essa faixa é subjacente à precedente.

As faixas representam uma individualização mais nítida desse cruzamento de fibras em forma de rafe que constitui o centro tendíneo. A figura 7b mostra as direções respectivas das fibras musculares periféricas e das fibras individualizáveis do *septum transversum*.

Constata-se o alinhamento das fibras musculares/fibras tendinosas no nível das faixas.

As fibras musculares periféricas formam com o centro tendíneo um sistema comparável a um grupo de bombeiros esticando uma rede para recolher o corpo de uma pessoa que salta de um edifício.

ORIFÍCIOS DO DIAFRAGMA

Obturando totalmente a região inferior do tórax, o diafragma apresenta três grandes orifícios aos quais deve-se juntar as estreitas zonas entre os pilares que permitem a passagem do tronco simpático, dos nervos esplâncnicos e da raiz interna das veias ázigos. A fenda (de Larrey) situada' atrás do esterno dá passagem à artéria mamária interna.

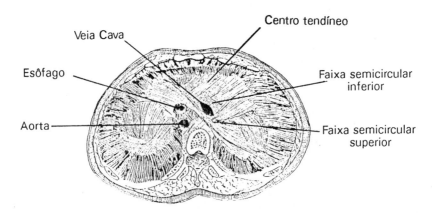

Fig. 7a - Vistas Superiores

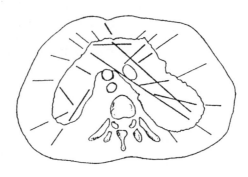

Fig. 7b

- Orifício aórtico
Essa ranhura ósteo-fibrosa sobe até a 12ª dorsal e permite a passagem da aorta que adere à sua porção anterior (Fig. 5, Fig. 6).

- Orifício esofágico
Unicamente muscular, situa-se no nível da 10ª dorsal. De forma elíptica, permite a passagem dos nervos pneumogástricos e do esôfago que a ele adere fortemente através de fibras musculares e conjuntivas (Fig. 8).

- Orifício da veia cava inferior
A veia cava atravessa o centro tendíneo na junção do folíolo anterior com o folíolo direito, onde se adere (Fig. 7a).

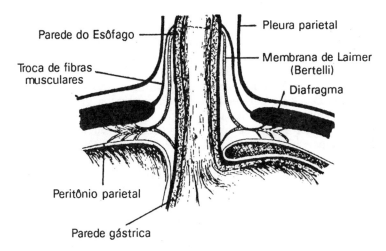

Parede do Esôfago
Troca de fibras musculares
Pleura parietal
Membrana de Laimer (Bertelli)
Diafragma
Peritônio parietal
Parede gástrica

Fig. 8

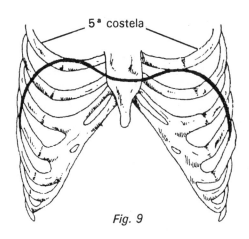

5ª costela

Fig. 9

POSIÇÃO DO DIAFRAGMA

Em pé e em posição de repouso, a cúpula diafragmática direita projeta-se ao nível do 4º espaço intercostal, à esquerda no nível do 5º (Fig. 9). No entanto, essa posição é variável. Sem entrar em detalhes de fisiopatologia do diafragma que abordaremos mais tarde, é evidente que ela dependerá, entre outras coisas, da forma do tórax e volume das vísceras abdominais.

O SISTEMA SUSPENSOR DO DIAFRAGMA

A aponeurose cervical profunda ou pré-vertebral continua-se no nível torácico pelo reforço posterior da fáscia endocárdica.

A bainha visceral transforma-se em bainha do esôfago ou fáscia periesofagiana, que continua-se até o diafragma, recolhendo lateralmente os ligamentos do pulmão. As bainhas vasculares reforçam-se pelas expansões do pericárdio que contornam os grandes vasos. O folheto profundo da aponeurose média e uma expansão da bainha visceral transformam-se em aponeurose cérvico-pericárdica. O folheto superficial continua-se pelo ligamento esterno-pericárdico superior (Fig. 10a).

O saco fibroso pericárdico é continuação da maioria dessas fáscias com todas as expansões pericárdicas: os ligamentos vértebro-pericárdicos que o unem à lâmina fibrosa posterior da fáscia endocárdica, originários da aponeurose cervical profunda, o ligamento esterno-pericárdico superior, originário da aponeurose cervical média que se insere sobre o manúbrio esternal, o ligamento esterno-pericárdico inferior, os ligamentos freno-pericárdicos que fazem a junção de toda cadeia com o centro tendíneo (Fig. 10b).

Através de toda essa rede aponeurótica, fascial e ligamentar, o diafragma encontra-se de uma certa forma suspenso na base do crânio e coluna cérvico-dorsal até D4 e porção superior do tórax.

Deve-se lembrar aqui que a aponeurose cervical pré-vertebral que se transforma no espessamento posterior da fáscia endocárdica, está colada à coluna até D3-D4. Mais abaixo, ela afasta-se. A bainha visceral que se transforma na fáscia peri-esofagiana, tem a mesma direção. Colada à coluna anterior até D4, separa-se dela em seguida (1).

Nessa região cérvico-torácica, temos uma cadeia fascial muito sólida, evidentemente destinada a grandes esforços repetitivos, à qual chamaremos "tendão do diafragma".

---

(1) Marcel Bienfait, *Les Fascias*. Editions Le Pousoë, St. Mont, França.

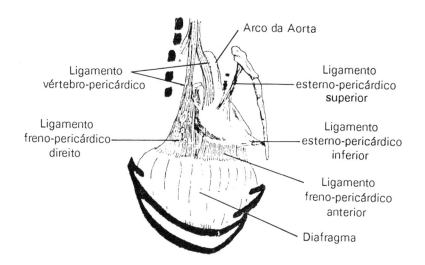

Fig. 10 a

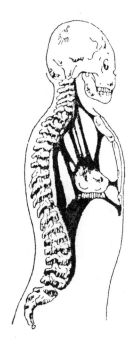

Fig. 10b

Sob o diafragma e solidária a ele, a cadeia fibrosa prossegue-se. Os pilares do diafragma têm uma porção fibrosa volumosa que os fixa à coluna lombar. Suas inserções sobre as vértebras lombares, as do psoas, da aponeurose posterior do transverso, da *fascia transversalis* e dos esforços posteriores (ligamento lombocostal) (2) dão uma sólida implantação à fáscia ilíaca que desce até os membros inferiores. Nesse nível, não mais encontramos uma cadeia fascial anterior, como acima do diafragma, mas duas cadeias laterais, direita e esquerda. Essas descem de cada lado, até a bacia e membros inferiores. A potente formação aponeurótica constituída pela aponeurose do psoas e fáscia ilíaca vai fixar-se, inferiormente, ao ilíaco, à aponeurose femoral e ao trocanter menor.

INERVAÇÃO

É assegurada essencialmente pelos nervos frênicos (C3,C4,C5). O frênico direito chega ao diafragma pelo orifício da veia cava ou um pouco mais externamente. Divide-se em três ou quatro ramos que se irradiam para a porção carnosa.

O frênico esquerdo chega diretamente à porção carnosa à frente do folíolo esquerdo. Adota igualmente uma disposição radiada.

Os nervos frênicos são os motores do diafragma. Teriam igualmente um papel na inervação sensitiva proprioceptiva.

Devemos juntar o sistema simpático que, além de seu papel vasomotor, teria uma ação sobre o tônus do diafragma, assim como os quatro ou cinco últimos nervos intercostais. A regulação geral da respiração será tratada mais adiante.

VASCULARIZAÇÃO

É muito rica no nível do diafragma.

No plano arterial distinguimos:

– No nível dos pilares a artéria mediastinal posterior, derivada da aorta torácica.

– Artéria frênica superior derivada da mamária interna.

– Artéria frênica inferior derivada da aorta abdominal, cujas anastomoses com sua simétrica formam as arcadas perifoliares.

– Ramos da artéria músculo-frênica e das quatro últimas intercostais.

---

(2) Em francês, "ligamento lombocostal de Henlé". (N.T.)

No plano venoso distinguimos:
— Um sistema venoso anexo ao sistema arterial que leva à veia cava inferior e veias mamárias internas.

No plano linfático distinguimos:
— O diafragma como um grande cruzamento da circulação linfática. Nesse nível a rede torácica anastomosa-se com a rede abdominal. Numerosos coletores são implantados em torno da base do pericárdio. Levam aos gânglios do mediastino.

INTER-RELAÇÕES

— Face superior do diafragma:
Corresponde ao coração, cujo pericárdio parietal adere fortemente ao folíolo anterior através dos ligamentos frenopericárdicos.

Corresponde, sobre as costelas, aos folhetos parientais das cavidades pneumopulmonares direita e esquerda. No nível do sino costo-diafragmático, ao fundo da pleura.

— Face interior do diafragma:
É, em grande parte, forrada pelo peritônio que adere ao centro tendíneo. O fígado ocupa a face inferior da cúpula direita, à qual está ligado pelo ligamento falciforme e ligamentos triangulares (Fig. 11).

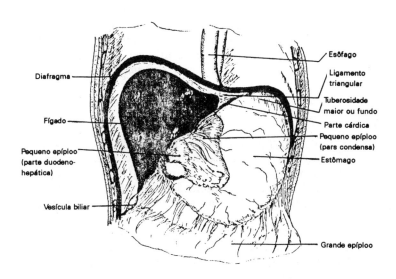

Fig. 11

O estômago está suspenso ao diafragma pelo ligamento gastro-frênico.

O baço está ligado ao diafragma pelo ligamento freno-esplênico, ao ângulo esquerdo do colo pelo ligamento frenocólico.

– Posteriormente o diafragma corresponde ainda às supra-renais, pâncreas e extremidade superior dos rins.

– Atravessam o diafragma:

A aorta, a veia cava, o esôfago, que não apenas o atravessam como aderem a ele.

Portanto, o diafragma ocupa uma posição central, rica em relações.

BIOMECÂNICA

GENERALIDADES

A existência do homem só pode ser assegurada quando um certo número de funções ditas hegemônicas (*hégemôn* = principal) são asseguradas. Funções como a circulação, a digestão e a respiração, são alguns exemplos. Essencialmente vegetativas, independem da vontade. A única exceção é o diafragma, cujo funcionamento é essencial, não fosse apenas por sua função inspiratória, e cujo comando é ao mesmo tempo automático e voluntário.

Pela sua contração, no momento do nascimento, ele marca a passagem da vida fetal para a vida extra-uterina.

Sempre que seu funcionamento for automático, portanto inconsciente, o diafragma assegura um papel essencial para a sobrevivência, no plano respiratório, circulatório e digestivo, através de uma ação de bomba, durante a qual o centro tendíneo permanece móvel.

Para assegurar funções menos indispensáveis à vida como fonação ou estática (levantamento de pesos), o comando voluntário pode levar momentaneamente à fixação do diafragma e seu centro tendíneo. Essa ação só pode ser limitada no tempo, visto que nessa circunstância a função respiratória – essencial para a vida – não mais pode ser assegurada.

Aí encontramos, por um lado, um exemplo da organização hierárquica das funções; as necessárias à sobrevivência devem ser preferencialmente asseguradas. E, por outro, um exemplo da superioridade provisória que o sistema nervoso consciente pode exercer sobre o sistema nervoso inconsciente.

Portanto, o diafragma é notável no plano do comando nervoso e representativo por excelência dessa relatividade tão difícil e inconfortável de admitir para o espírito ocidental.

EVOLUÇÃO

No anfíbio, o diafragma é expiratório. Apenas após um estágio intermediário nos répteis, onde os pulmões são situados ao mesmo tempo acima e abaixo do diafragma, ele transforma-se em inspiratório.

HISTÓRICO

O diafragma sempre foi considerado, desde remota antiguidade, como músculo essencial à respiração. Quanto a essa, sempre ocupou lugar preponderante nas tradições chinesas, indo-tibetanas e ocidentais (com os pneumatistas) até nossos dias.

No Ocidente, Galeno (1) (131 a. D.) formulou a hipótese de que a ação do diafragma permitia a abertura das costelas inferiores e que, por outro lado, existiam "respiratórios extraordinários". Esse princípio que hoje nos parece evidente foi esquecido e, mesmo, combatido durante séculos.

Vesálio (2) (1514-1564), que sempre combateu as idéias de Galeno, admitia o papel do diafragma na abertura das costelas inferiores, mas afirmava que ele subia durante a inspiração e descia durante a expiração.

Colombo, um de seus discípulos, em 1593 escreveu que – contrariamente à idéia de seu mestre – o diafragma permitia a inspiração quando de seu abaixamento, mas que seu tempo contrátil era o da subida.

Em seguida, Borelli e depois Winslow e Maller, afirmaram que a abertura das costelas é a ação dos intercostais e que o diafragma, durante a inspiração, só poderia fechar as costelas.

Magendie, em 1833, depois Beau e Maissiat retomaram a opinião de Galeno.

Enfim, os trabalhos de Duchenne de Boulogne (1867) determinaram a ação do diafragma da inspiração e dão enorme importância ao papel da massa visceral na biomecânica diafragmática.

---

(1) Galeno, Cláudio. Médico grego (131-201 a. D.). Fez importantes descobertas em anatomia. Até a Renascença seus trabalhos gozaram de grande prestígio. (N.T.)

(2) Vesálio, André. Anatomista belga (1514-1564). Dos primeiros a praticar dissecção do corpo humano. Atacou as opiniões tradicionais de Galeno. (N.T.)

PAPEL DO "TENDÃO DO DIAFRAGMA" E DA MASSA VISCERAL

Beau e Maissiat, em meados do século passado, atribuíram ao pericárdio um papel de freio à descida do centro tendíneo e do diafragma. Por sua vez, Duchenne de Boulogne realizou numerosas experiências após ablação das vísceras abdominais. Em todos os casos obteve um achatamento "em cone" das fibras do diafragma e pôde constatar que, nessas circunstâncias, as seis últimas costelas não mais se elevavam, mas, ao contrário, eram puxadas para dentro. Ele deduziu naturalmente que era graças ao apoio sobre as vísceras abdominais que o diafragma pode elevar as costelas. Segundo as figuras 12a e 12b é uma idéia possível. Ele conclui — rapidamente demais — que apenas a massa visceral serve de apoio ao centro tendíneo. Essa teoria prevaleceu até nossos dias. No entanto, ele havia constatado e relatado que, apesar da abolição das vísceras não ocorre descida completa do centro frênico quando da contração do diafragma. Ora, se apenas as vísceras abdominais freassem a descida do centro tendíneo, as fibras do diafragma não se achatariam apenas, mas também se horizontalizariam (Fig.12c). Para nós é evidente que os dois mecanismos são complementares. Um músculo tão potente quanto o diafragma só pode ter sua descida bloqueada pelo tensionamento de seu "tendão" (Fig. 13). Por outro lado, quando o centro frênico se fixou através desse mecanismo, ele só pode elevar as costelas graças à polia de reflexão oferecida pelas vísceras.

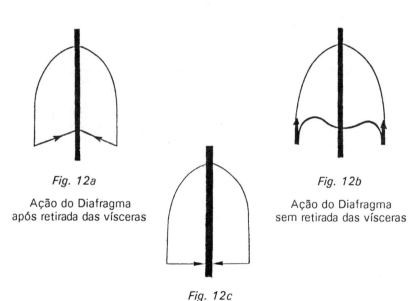

Fig. 12a
Ação do Diafragma
após retirada das vísceras

Fig. 12b
Ação do Diafragma
sem retirada das vísceras

Fig. 12c

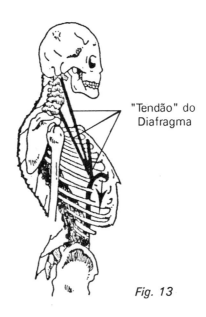

"Tendão" do Diafragma

Fig. 13

BIOMECÂNICA DA INSPIRAÇÃO

O músculo que se contrai, aproxima sua extremidade mais móvel da mais fixa. Isso nos leva a considerar três fases na respiração diafragmática.

RESPIRAÇÃO DE PEQUENA AMPLITUDE:

Econômica, é realizada unicamente pelo diafragma. Se a fáscia cérvico-tóraco-diafragmática (tendão do diafragma) está relaxada, a região lombar e as costelas inferiores estão mais fixas que o centro tendíneo: esse abaixa-se de 1,5 a 3 cm (Fig. 14a e 14b).

RESPIRAÇÃO DE MÉDIA AMPLITUDE:

Quando se abaixa, o centro frênico puxa seu tendão, o que bloqueia sua descida (Fig. 15). O centro frênico passa a ser mais fixo que as costelas inferiores, sendo que as últimas são flutuantes ou falsas para oferecer a menor resistência possível à elevação. As seis últimas costelas se elevam então um pouco, principalmente no sentido lateral
Na realidade, as respirações de média e pequena amplitude

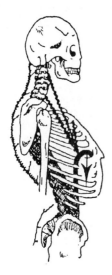

Fig. 14a

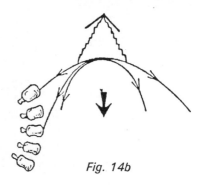

Fig. 14b

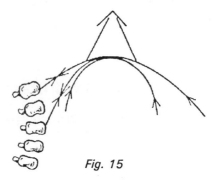

Fig. 15

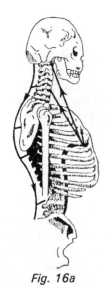

Fig. 16a

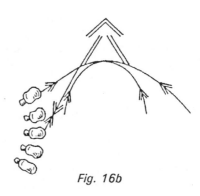

Fig. 16b

confundem-se e variam em função da posição do indivíduo (deitado, sentado, em pé). Na respiração de média amplitude, podemos constatar uma certa atividade dos intercostais e escalenos.

RESPIRAÇÃO DE GRANDE AMPLITUDE:

Além do diafragma, ela leva obrigatoriamente à contração dos inspiratórios acessórios dos quais veremos a anatomia e a fisiologia mais adiante.

No nível do diafragma, a forte contração das fibras abaixa o centro tendíneo cerca de 5 cm no homem adulto. Essa descida, aliada ao esforço de endireitamento espinhal que também estudaremos mais adiante, tensiona vigorosamente o "tendão" (Fig. 16a e 16b). O centro tendíneo fixa-se, as seis últimas costelas elevam-se energicamente, as fibras musculares posteriores mais longas e pouco perturbadas pela massa visceral, achatam-se, a região dorsal inferior e lombar superior lordosam-se ligeiramente. *Nesse caso, tudo passa como se o diafragma, graças a seu "tendão", agisse diretamente a partir da base do crânio e nuca até as costelas inferiores.* Nessas três amplitudes respiratórias, a massa visceral mantida pelos abdominais e períneo, desempenha seu papel de polia de reflexão. As variações de pontos fixos são resumidas no Quadro 1.

QUADRO 1

	Centro frênico	Costelas	Região lombar
Respiração de pequena amplitude	móvel	fixas	fixa
Repiração de média amplitude	semi-fixo	móveis	fixa
Respiração de grande amplitude	fixo	móveis	L_3-L_4 - L_5 fixas D_{11}-D_{12}-L_1-L_2 semifixas

Lembremos que essa divisão em três intensidades permite entender o jogo de inversão de ponto móvel - ponto fixo. Na realidade, o tempo de pequena e o tempo de média amplitude confundem-se. A semi-imobilidade da região D11 D12 L1 L2 será explorada no parágrafo "lordose diafragmática".

MOVIMENTOS DO CENTRO TENDÍNEO

Constataremos que esses são menos amplos do que habitualmente imaginamos. Todas as mensurações realizadas por ocasião do trabalho sobre o parto (1), acusam um aumento máximo de 3 cm na respiração de média amplitude. Na respiração de grande amplitude, se o esforço de endireitamento espinhal é efetivo, o tensionamento do "tendão do diafragma" é tal que essa amplitude pode diminuir em vez de aumentar. No capítulo sobre reeducação veremos que uma tração axial bem aplicada a nível da nuca, impede todo movimento do centro tendíneo.

OS MOVIMENTOS DAS CÚPULAS

Na respiração de grande amplitude a superfície do diafragma amolga-se. Isso é devido à constituição desse músculo, de fibras musculares dispostas lado a lado. Uma diferença de intensidade de contração ou de desenvolvimento volumétrico de um "bombeiro" muscular em relação a outro vizinho cria essa imagem irregular (Fig. 7b).

O estômago cria uma polia de reflexão menos resistente que o fígado, a hemicúpula diafragmática esquerda desce ligeiramente mais que a direita (Fig. 17).

Abalos podem sacudir o diafragma. Na tosse, no rir, no espirrar, no arroto: abalo para cima. No soluço, bocejo, deglutição, suspiro: abalo para baixo. Voltaremos a falar a respeito.

MOVIMENTO PSEUDOPARADOXAL

A importância da descida e achatamento das fibras posteriores mais longas do diafragma, em relação à elevação anterolateral das costelas, na inspiração de grande amplitude, cria um movimento pseudoparadoxal: atrás desce, na frente sobe. Isso é fisiológico e constitui a ilustração do mecanismo combinado: contração a partir dos pilares lombares, tensionamento do tendão, fixação do centro tendíneo, apoio sobre a polia visceral. As fibras posteriores contraem-se entre dois pontos fixos: o centro tendíneo e a lombar. Pouco bloqueada pelas vísceras, retificam-se e descem enquanto as fibras laterais e anteriores contraem-se entre um ponto fixo, o centro tendíneo e pontos móveis que são as seis últimas costelas que por sua vez sobem (Fig. 18).

---

(1) C. Marque & Ph. Souchard, *Préparation à la naissance*. Editions Le Pousoë.

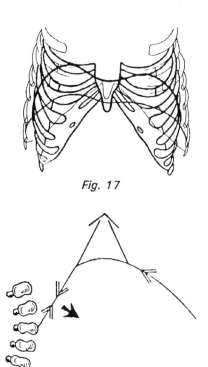

Fig. 17

Fig. 18

MOVIMENTO DAS COSTELAS

A nível vertebral, o movimento das costelas ocorre em torno de um eixo que une a articulação costotransversária à articulação costovertebral. Trata-se de movimentos de rotação (Fig. 19).

A orientação particularmente anteroposterior desse eixo a nível das seis últimas costelas, leva a uma elevação particularmente lateral das costelas. É a orientação das articulações costovertebrais que determina especialmente a abertura das seis últimas costelas. Sem um tal sistema articular, o diafragma elevaria as costelas puxando-as ligeiramente para o interior (Fig. 12b).

Para as seis primeiras costelas, a orientação mais transversal do eixo leva a uma elevação sobretudo anterior (Fig. 20).

A nível esternal, as cartilagens costais autorizam alguns movimentos no sentido vertical a nível condrocostal. Os movimentos de rotação não são puros, nem unicamente articulares, mas efetuam-se graças à flexibilidade da cartilagem que se comporta como uma barra de torção e restitui durante a expiração a força armazenada durante a inspiração (Fig. 21a e 21b).

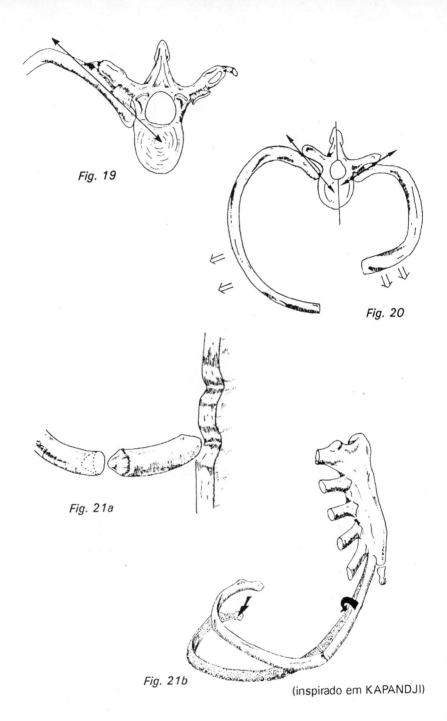

Fig. 19

Fig. 20

Fig. 21a

Fig. 21b

(inspirado em KAPANDJI)

As costelas flutuantes, o comprimento das cartilagens costais ao nível das costelas inferiores e a ausência de inserções diretas dessas cartilagens sobre o esterno, facilitam a ampliação do tórax inferior. Pequenos movimentos são possíveis em indivíduos jovens ao nível da articulação entre o esterno e o manúbrio. Na inspiração o manúbrio esternal horizontaliza-se, enquanto o esterno sobe. O ângulo do esterno fecha-se (1). Através da descida do centro tendíneo, o diafragma aumenta o diâmetro vertical do tórax. Acabamos de ver que ele eleva as seis últimas costelas abrindo-as lateralmente. Aumenta, enfim, o diâmetro sagital elevando a porção inferior do esterno (esse movimento só é nítido nos movimentos respiratórios de grande amplitude).

Portanto, é verdade que o diafragma aumenta o diâmetro do tórax em todas as direções (Fig. 22).

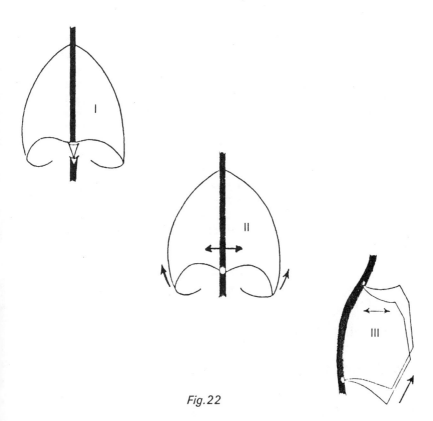

Fig.22

---

(1) "Ângulo de Louis". (N.T.)

OS INSPIRATÓRIOS ACESSÓRIOS

Os inspiratórios acessórios são numerosos e de implantação anatômica variada. Pela própria definição, entram em jogo apenas durante inspirações de grande amplitude (com exceção apenas de leve atividade possível dos intercostais e escalenos na respiração de média amplitude). Esse número e variedade explica-se pela necessidade de sempre se encontrar um inspiratório acessório disponível, seja qual for a atividade em curso. É assim que entre os quatro grandes grupos que podemos distinguir – inspiratórios torácicos, escapulares, nucais e espinhais –, será sempre possível, por exemplo, utilizar os esternocleidomastóideos e os escalenos, quando os membros superiores estão em ação. E, inversamente, podemos contrair os inspiratórios de origem escapular quando a cabeça e pescoço estão em movimento. Isso permite também explicar porque certos esportes são mais cansativos que outros. O basquete é mais cansativo que a corrida, por exemplo. Na prática do primeiro, a cabeça, a nuca e a escápula são constantemente mobilizados, o que impede os inspiratórios acessórios que aí se inserem, de preencher em forma permanente sua função respiratória.

OS INSPIRATÓRIOS NUCAIS

ANATOMIA

ESTERNOCLEIDOMASTÓIDEOS

Origem   - processo mastóideo e linha nucal superior.
Inserção - clavícula e manúbrio do esterno (Fig. 23).

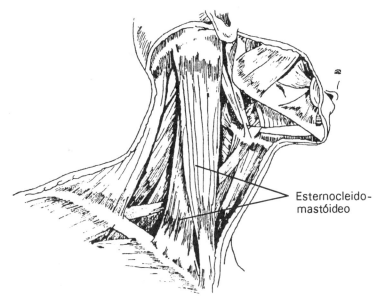

Fig. 23

ESCALENOS

Escaleno anterior -
  origem - processos transversos de C3 a C6.
  inserção - tubérculo do músculo escaleno anterior da primeira costela (1).
Escaleno médio -
  origem - 2ª à 7ª cervical, apófises transversas.
  inserção - 1ª costela, atrás do escaleno anterior.
Escaleno posterior -
  origem - apófises transversas de C5 C6 C7.
  inserção - 2ª costela (Fig. 24a, 24b).

Densos, fibrosos, reforçados pela aponeurose cervical profunda, os escalenos aparecem como uma napa muscular extremamente sólida, constituindo o sistema suspensor da região superior do tórax. O caráter estático e dificilmente extensível dos escalenos, permite a proteção do plexo braquial e artéria subclávia que caminham entre o escaleno anterior e médio.

---

(1) No texto em francês "tubérculo de Lisfranc". (N.T.)

TRAPÉZIO SUPERIOR

origem - linha nucal superior, protuberância occipital externa, ligamento cervical posterior.
inserção - terço externo da clavícula (Fig. 25).

SUBCLÁVIO

Estendido desde a junção entre a cartilagem e o osso da primeira costela, até a porção externa da face inferior da clavícula, ele une clavícula e esterno (Fig. 25).

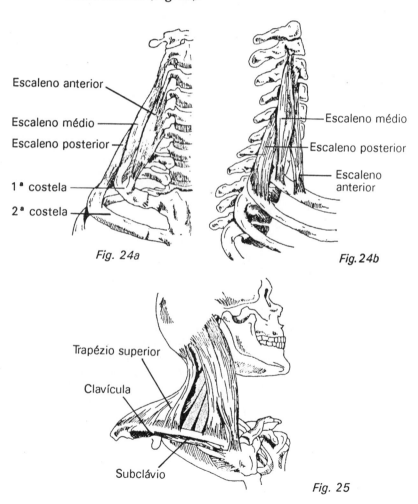

Fig. 24a

Fig. 24b

Fig. 25

BIOMECÂNICA

Dissemos que os escalenos são os verdadeiros músculos estáticos suspensórios da região superior do tórax. Suas inserções vertebrais lateralizadas e paralelas ao eixo vertical da coluna cervical lhes permitem, quando a cabeça e o pescoço estão adequadamente colocados, ao se contraírem simetricamente, elevar a primeira e segunda costelas sem imprimir movimentos de rotação ou antepulsão às vértebras cervicais. Isso evita aos espinhais nucais um excessivo trabalho para oferecer um ponto de apoio bastante fixo (Fig.24b).

Estando a cabeça mantida pelos espinhais nucais, os esternocleidomastóideos podem, apoiando-se sobre suas inserções de origem, elevar o manúbrio esternal e a clavícula (Fig. 26). É evidente que nesse caso não os encontramos em sua função habitual; os esternocleidomastóideos estão a serviço da cabeça e, mais particularmente, encarregados de manter a horizontalidade do olhar, mas é espantoso constatar a força que despendem nessa função em indivíduos que apresentam paralisias de inspiratórios mais inferiores.

O trapézio superior é inspiratório graças a sua elevação da clavícula. Esse movimento é em seguida transmitido ao esterno pelo subclávio (Fig. 27).

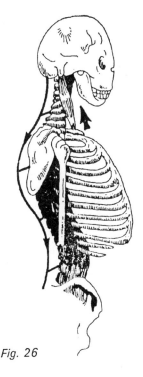
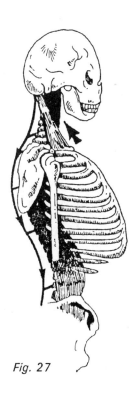

Fig. 26   Fig. 27

OS INSPIRATÓRIOS ESCAPULARES

ANATOMIA

PEITORAL MENOR

Origem - processo coracóide.
Inserção - 3ª, 4ª e 5ª costelas (Fig. 28).
Reforçado pela aponeurose clavi-pectoro-axilar, liga solidamente a escápula à região médio-torácica.
Fig. 28

TRAPÉZIO MÉDIO

Origina-se da aponeurose triangular na base interna que é, por sua vez, originária dos processos espinhosos de C7 a D3. Termina-se sobre o acrômio e sobre a face superior do bordo posterior da espinha da escápula (Fig. 29). O trapézio médio aparece como um suspensor do acrômio, enquanto o trapézio superior (inspiratório nucal) suspende a clavícula. O trapézio inferior não tem papel estático.

PEITORAL MAIOR

É habitualmente dividido pelos autores em plano superficial e profundo e em três cabeças: superior, média, inferior. Na realidade deveria ser descrito em duas partes:
– cabeça superior, originária da clavícula e manúbrio esternal,
– cabeça inferior, originária das seis primeiras costelas, esterno e bainha dos retos abdominais. Essa divisão se faz necessária pela diferença dos papéis que as cabeças desempenham em relação ao braço. A porção superior é estática. Faz parte dos músculos suspensórios do braço. A média e inferior é dinâmica. O peitoral maior insere-se sobre a crista do tubérculo maior do úmero (Fig. 30).

ELEVADOR DA ESCÁPULA

Origina-se do tubérculo posterior das apófias transversas das quatro primeiras vértebras cervicais e insere-se sobre o ângulo súperointerno da escápula (Fig. 31)

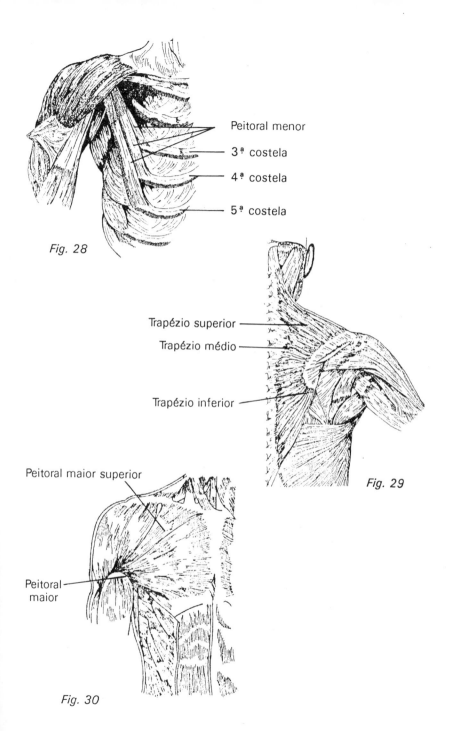

Fig. 28

Fig. 29

Fig. 30

ROMBÓIDES

O rombóide menor origina-se dos processos espinhosos de C6 e C7.

O rombóide maior origina-se dos espinhosos de D1 a D4.

Inserem-se sobre a margem medial da escápula, através de inserções frequentemente não individualizáveis (Fig. 31).

SERRÁTIL ANTERIOR

Origina-se da margem da escápula, em contato com o rombóide, a porção superior sobe até o ângulo superior da escápula, a porção inferior desce até o ângulo inferior. Insere-se sobre a porção lateral das nove ou dez primeiras costelas através de digitações interpenetradas pelas do oblíquo externo do abdômen (Fig. 32).

GRANDE DORSAL

Origem: Terço posterior da crista ilíaca, aponeurose lombar e através dela, vértebras lombares e sacro. Recebe feixes das superfícies externas das três ou quatro últimas costelas (Fig. 33).

Todos os processos espinhosos dorsais até D6. Dirige-se então horizontalmente para o ângulo inferior da escápula onde insere-se ou não, aderindo-se ao redondo maior.

Inserção: No fundo do sulco intertubercular do úmero. Envia uma expansão ao tríceps do braço e aponeurose do antebraço.

BIOMECÂNICA

A ação inspiratória dos músculos escapulares só pode ser exercida graças à fixação da escápula. Isso é realizado através da contração de músculos como o rombóide, o trapézio médio, elevador da escápula ou pela fixação do conjunto do membro superior conseguida, por exemplo, com o apoio das mãos.

PEITORAL MENOR

Prolonga, ao nível da 3ª, 4ª e 5ª costelas, a ação dos escalenos ao nível da 1ª e 2ª costelas. Com freqüência ignorado, porque profundo, constitui com o serrátil anterior, um dos inspiratórios acessórios mais importantes (Fig. 34).

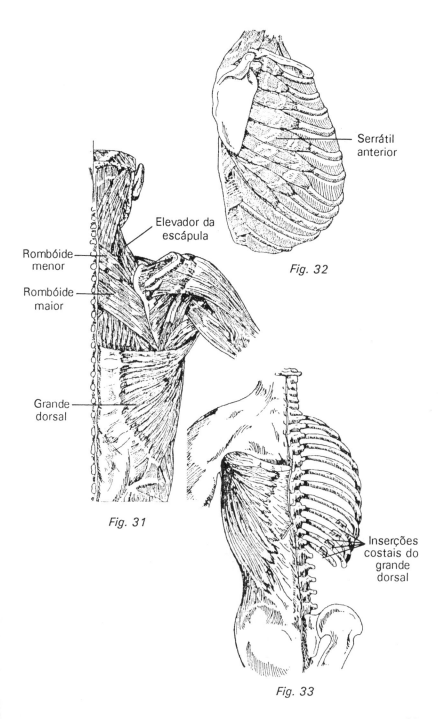

Fig. 32 Serrátil anterior

Fig. 31 Rombóide menor, Rombóide maior, Elevador da escápula, Grande dorsal

Fig. 33 Inserções costais do grande dorsal

ROMBÓIDES E SERRÁTIL ANTERIOR

Indissociáveis na função inspiratória, sua ação conjunta que liga diretamente as dez últimas costelas à coluna cérvico-dorsal, transformando a escápula em sesamóide, já foi descrita por Duchenne de Boulogne, antes de ser retomada por de Sambucy. Deve-se notar que só são verdadeiramente inspiratórias as fibras inferiores acentuadamente oblíquas do serrátil anterior (Fig. 35).

PEITORAL MAIOR

Seu papel inspiratório acessório é pequeno. Nesse caso, novamente apenas as fibras inferiores podem, quando o braço está fixado, sobretudo em abdução, elevar as costelas (Fig. 36).

GRANDE DORSAL

Pode elevar as quatro últimas costelas, sobre as quais se insere, quando o membro superior está fixo, sobretudo em elevação; mas pode também abaixá-las a partir das inserções ilíaca e lombar. Essa ação faz com que certos autores o chamem de "músculos da tosse". Veremos mais adiante que o abaixamento costal é sobretudo ação do quadrado lombar e oblíquo interno (Fig. 37).

OS INSPIRATÓRIOS ESPINHAIS

Não retomaremos a questão da anatomia dos músculos espinhais, ainda que essa seja bastante desconhecida e, mesmo, objeto de interpretações errôneas. No entanto, antes de falarmos sobre o papel de cada um desses músculos, convém reafirmarmos um certo número de princípios.

1. Os espinhais originados na região lombar são quatro. Constituem uma camada única, estendida do sacro ao occipital.

2. São mais espessos nas duas concavidades posteriores: lombar e cervical.

3. Essa camada não chega diretamente ao occipital. Cada músculo espinhal é substituído pelo semi-espinhal da cabeça (1), o dorsal longo divide-se em três porções, sendo a última o longo da

---

(1) Em francês: complexo maior. (N.T.)

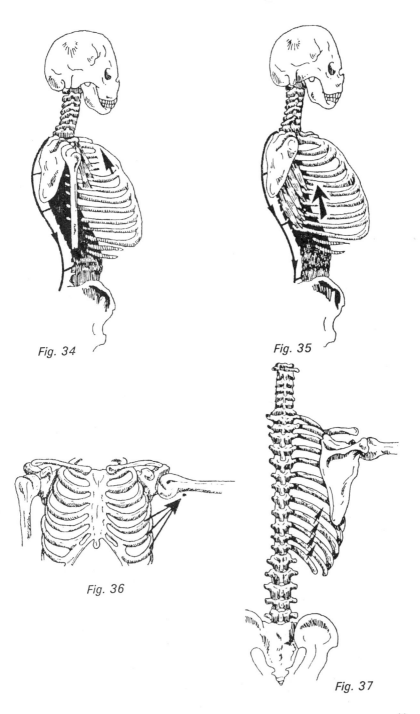

Fig. 34

Fig. 35

Fig. 36

Fig. 37

cabeça (1). O espinhal do tórax termina-se na primeira vértebra dorsal, o iliocostal na terceira cervical.

4. Sendo papel de todo músculo da estática manter no lugar uma articulação, cada espinhal tem um papel bem preciso na estática vertebral e vértebro-costal. O mesmo ocorre com a dinâmica.

5. Dois músculos espinhais, o dorsal longo e o iliocostal, possuem inserções costais que vão interessar especialmente a função respiratória (Fig. 38).

ANATOMIA

O transverso espinhal divide-se em: multífido, semi-espinhal, rotadores (Fig. 39).

Em alguns livros, o transverso espinhal é descrito como lamelar curto, lamelar longo, curto espinhal e longo espinhal. Nesse caso os lamelares correspondem aos rotadores, o curto espinhal ao multífido e o longo espinhal ao semi-espinhal.

MULTÍFIDO

Origem - Face dorsal do sacro.

Processos transversos de todas as lombares, dorsais e cervicais até a 4ª.

Inserção - Seus feixes pulam duas ou três vértebras, para inserir-se sobre os processos espinhosos das vértebras situadas mais acima, até C2.

É mais volumoso no nível lombar (Fig. 40).

Forma a massa comum com o grande dorsal e iliocostal.

No plano biomecânico, suas fibras têm uma ação principalmente no plano anteroposterior.

SEMI-ESPINHAL DO TÓRAX E DO PESCOÇO

Origem - processos transversos de todas as vértebras dorsais.

Inserção - processos espinhosos das seis primeiras dorsais e cinco últimas cervicais, saltando quatro a cinco vértebras até C2. (Fig. 41).

Suas fibras asseguram a estática no plano anteroposterior.

---

(1) Em francês: complexo menor. (N.T.)

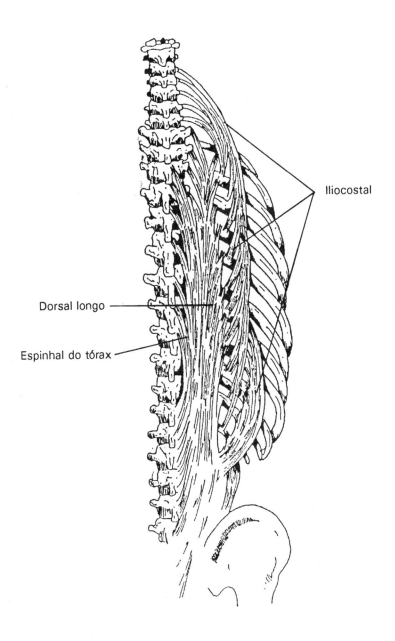

Fig. 38

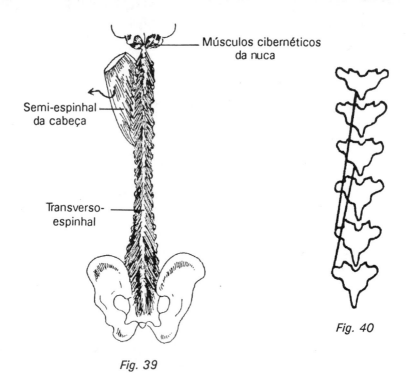

Fig. 39

Fig. 40

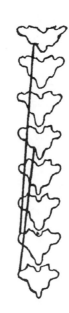

Fig. 41

SEMI-ESPINHAL DA CABEÇA (1)

Origem - Processos transversos das seis primeiras dorsais. Processos articulares das cinco últimas cervicais.
Inserção - Entre as linhas superior e inferior do occipital (Fig. 42).
Verdadeiro espinhal da cabeça, como o próprio nome diz, ele prolonga até o crânio a ação de manutenção estática e póstero-flexão do multífido e do semi-espinhal do tórax e pescoço.

ROTADORES LOMBARES, TORÁCICOS, CERVICAIS

Origem - Processos transversos das vértebras lombares e torácicas.
Processos articulares das vértebras cervicais.
Inserção - Base dos processos espinhosos das duas vértebras superiores até C2 (Fig. 43).
Os rotadores são dificilmente individualizáveis a nível lombar. Como o nome indica, são principalmente rotadores.

DORSAL LONGO

Tem a mesma origem do tranverso-espinhal. Insere-se sobre cada processo transverso dorsal até D1 e bordo inferior mais medialmente em relação ao ângulo posterior de cada costela, subindo até a primeira ou segunda. Diminui à medida que sobe (Figs. 38 e 44).

ILIOCOSTAL

Origina-se igualmente da massa comum, onde situa-se externamente ao grande dorsal. Termina-se uma primeira vez inserindo-se através de seis digitações sobre o ângulo posterior das seis últimas costelas. Um novo feixe renasce dos bordos superiores dessas costelas, para inserirem-se sobre o ângulo das seis primeiras. Um último feixe origina-se das seis primeiras costelas para terminar-se sobre os processos transversos das cinco últimas cervicais. Músculo largo e espesso, também diminui de volume à medida que sobe (Figs. 38 e 45).

---

(1) Em francês: complexo maior. (N.T.)

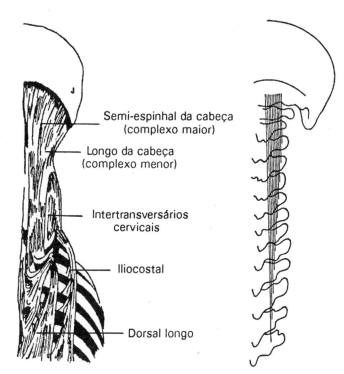

Fig. 42

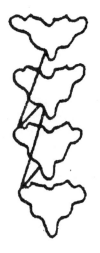

Fig. 43

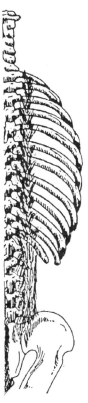

Fig. 44

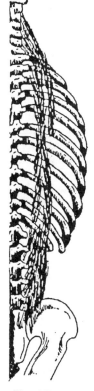

Fig. 45

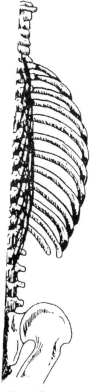

Fig. 46

ESPINHAL DO TÓRAX (1)

Origem - Processos espinhosos das duas primeiras lombares e duas últimas dorsais. Um corpo fusiforme forma-se depois dessas inserções e termina-se sobre cada processo espinhoso dorsal até D1 (Figs. 38 e 46). Como dissemos, o estudo dos músculos monoarticulares da coluna vertebral não é indispensável à compreensão do que vai a seguir.

BIOMECÂNICA RESPIRATÓRIA DOS MÚSCULOS ESPINHAIS

Essa é uma das áreas mais ignoradas da fisiologia muscular, como tudo que diz respeito aos espinhais, músculos complexos por excelência. Os raros autores que arriscaram uma opinião a respeito emitiram conceitos diametralmente opostos.

Simples bom senso deveria guiar o raciocínio mecânico: quando se contraem a partir de um ponto fixo lombar, os espinhais realizam uma póstero-flexão dorsal e essa é – obrigatoriamente – sinônimo de elevação inspiratória do tórax. Parece então estranho que alguns autores pretendam que os espinhais sejam expiratórios, ou, ainda mais estranho, que alguns deles sejam expiratórios enquanto outros são inspiratórios. Vimos que anatomicamente dificilmente são dissociáveis.

Na realidade os espinhais são não apenas inspiratórios pela póstero-flexão que imprimem à coluna vertebral (o que abre o gradeado costal) (Fig. 47), mas também pela tração para baixo que efetuam sobre o braço menor da costela através das inserções do dorsal longo e iliocostal nessa região da costela (porção mais interna ao ângulo posterior).

A angulação de 90° do braço menor em relação ao maior, transforma essa tração para baixo e conseqüente rotação do braço menor em elevação do braço maior da costela (Fig. 48). Assim, o dorsal longo e iliocostal agem a partir de baixo, de ponto fixo costal em ponto fixo costal como o cordão que puxa uma persiana (Fig. 49).

A contração respiratória dos espinhais pode propagar-se até a primeira vértebra dorsal e primeira costela através do dorsal longo que chega até D1 e através do iliocostal cujos dois feixes inferiores (da massa comum até as seis últimas costelas e das seis últimas costelas até as seis primeiras) podem contrair-se independentemente do feixe

---

(1) No texto em francês, *epi-épineux*. (N.T.)

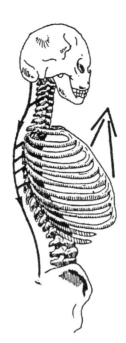

Fig. 47

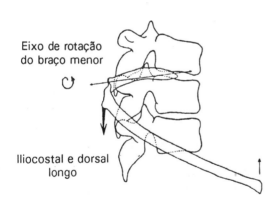

Eixo de rotação
do braço menor

Iliocostal e dorsal
longo

Ação do dorsal longo e iliocostal
ao nível das seis primeiras costelas

Fig. 48

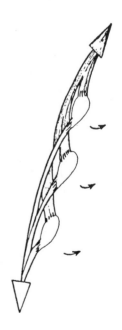

Fig. 49

superior. Essa fixação inspiratória da coluna dorsal permite aos inspiratórios escapulares entrar em jogo (Figs. 34 e 35).

Quando a contração dos espinhais propaga-se até a nuca pela contração do feixe superior do iliocostal (das seis primeiras costelas até as cinco últimas cervicais) e até a cabeça pelo semi-espinhal da cabeça, a fixação das cervicais permite que os inspiratórios acessórios nucais se contraiam (Figs. 26, 27).

Vimos que a escolha se faz em função da ação em curso.

OS INSPIRATÓRIOS TORÁCICOS

São essencialmente constituídos pelos músculos intercostais (Fig. 50a).

ANATOMIA

MÚSCULOS INTERCOSTAIS EXTERNOS

Vão dos tubérculos até as cartilagens costais ocupando todos os espaços intercostais (Fig. 50b).
Origem - bordo externo do sulco da costela.
Inserção - bordo superior da costela subjacente.
São oblíquos de cima para baixo e de trás para frente.

MÚSCULOS INTERCOSTAIS MÉDIOS E INTERNOS

Vão do ângulo costal posterior até o esterno. Ocupam todo o espaço intercostal (Fig. 50c).
Origem - sulco costal.
Inserção - bordo superior da face interna da costela.
Os intercostais médios desdobram-se para formar os intercostais internos. São oblíquos de baixo para cima, de trás para frente, ao contrário dos intercostais externos.

MÚSCULOS SUBCOSTAIS

São constituídos por expansões em vários níveis dos intercostais internos.

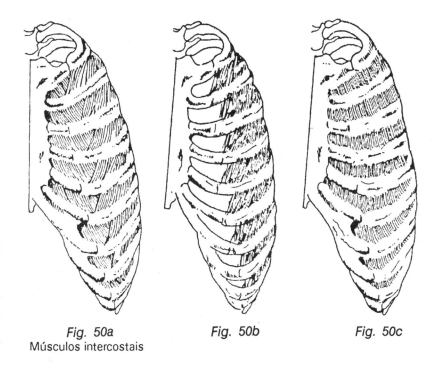

Fig. 50a
Músculos intercostais

Fig. 50b

Fig. 50c

MÚSCULOS SUPRACOSTAIS

Trata-se de uma individualização do intercostal externo a nível vertebral. Situados atrás do intercostal externo, oblíquos para baixo e para fora, terminam-se sobre o processo transverso suprajacente. Da mesma forma que os intercostais, os supracostais podem estender-se até a segunda costela subjacente.

SERRÁTIL POSTERIOR SUPERIOR

No plano da evolução das espécies, os serráteis posteriores estão regredindo no homem. Subsistem apenas a nível superior e inferior do dorso. Entre os dois, uma lâmina aponeurótica substitui as fibras ausentes. Essa permite o escorregamento do subescapular e escápula. O serrátil posterior superior origina-se da porção inferior do ligamento cervical posterior e processos espinhosos de C7 a D3. Insere-se na face externa e bordo superior das quatro ou cinco primeiras costelas externamente ao ângulo (Fig. 51).

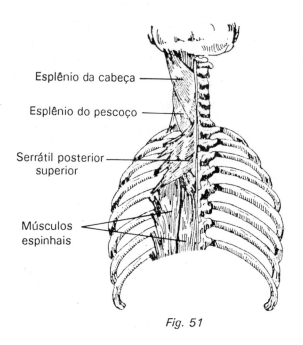

Esplênio da cabeça

Esplênio do pescoço

Serrátil posterior superior

Músculos espinhais

Fig. 51

BIOMECÂNICA

OS INTERCOSTAIS

O papel respiratório dos intercostais é controvertido. Convém aqui novamente estabelecer um certo número de princípios indiscutíveis.

Externos, médios ou internos, os intercostais são todos curtos, espessos e reforçados por fibras conjuntivas potentes. Constituem, evidentemente o sistema suspenso estático das costelas. Em primeiro lugar, são quem garante a integridade do espaço intercostal. É então fácil imaginar que ajam como verdadeiros ligamentos ativos, transmitindo ao conjunto do tórax um comando advindo de um ponto fixo ou outro.

A partir dos escalenos, transmitem e amplificam a elevação a todos os espaços intercostais. São, então, inspiratórios. A partir de uma contração abdominal, transmitem ao nível de cada espaço intercostal uma tração inferior. São então expiratórios. Deve-se notar, com apoio dessa tese, que a resultante da ação proporcionada pelo cruzamento das fibras dos intercostais é perfeitamente vertical (Fig.

52). Lembremos que na contração, todos os intercostais tendem a se verticalizarem.

A qualificação de músculos estáticos-transmissores assim atribuída aos intercostais, permite encontrar um interesse suplementar nas obliqüidades inversas desses músculos. Quando de uma rotação-inclinação vertebral, em todos os movimentos da cintura escapular, o tórax sofre solicitações em torção em um ou outro sentido. O espaço intercostal ideal não seria garantido sem essas obliqüidades inversas que oferecem sempre fibras corretamente orientadas para frear ou transmitir movimento e impedir qualquer superposição, seja qual for o tempo respiratório.

SERRÁTIL POSTERIOR SUPERIOR

Termina-se mais externamente ao ângulo posterior da costela. Puxa o braço maior da costela para cima, é então inspiratório (Fig. 53).

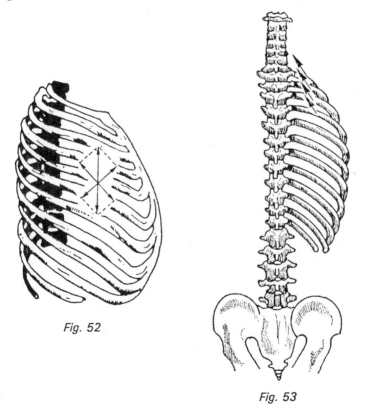

Fig. 52

Fig. 53

POTÊNCIA INSPIRATÓRIA

A respiração de grande amplitude aparece como um fabuloso mecanismo que coloca em jogo um pistão interno (o diafragma), músculos eretores posteriores (os espinhais) e músculos suspensores anteriores e laterais (inspiratórios nucais, intercostais, inspiratórios escapulares). O elemento de base desses movimentos permanece sempre o diafragma, mas à sua contração vem juntar-se a ação dos músculos espinhais que oferecem à escápula, à nuca e à cabeça, pontos de apoio necessários à ação dos inspiratórios escapulares, nucais e torácicos. Estamos frente a um sistema potente onde os espinhais são o mastro e os inspiratórios nucais, escapulares, torácicos são o sistema suspensor (Fig. 54).

LORDOSE DIAFRAGMÁTICA

Quando o centro tendíneo é fixado, as fibras posteriores do diafragma achatam-se e puxam os discos invertebrais e bordos adjacentes às vértebras lombares (Figs. 16b e 18).

No nível lombar inferior, essa tração para cima é quase vertical; não há, então, acentuação da lordose. No entanto, no nível lombar superior (L1 L2) e dorsal inferior (D11 D12), as fibras do diafragma têm uma obliqüidade mais marcante para frente (Fig. 55a). Produzem então uma tração anterior bastante marcante. Essa tração é ainda mais eficiente porque, além de as primeiras lombares receberem muitas inserções diafragmáticas, as últimas costelas são flutuantes – muito móveis, portanto.

A região D11 D12 L1 L2 mais especialmente tracionada para frente pelo diafragma, ao qual devemos juntar o psoas e psoas menor, pode ser denominada lordose diafragmática (Fig. 55b).

Essa região aparece também como a mais apta à flexão posterior da coluna vertebral inferior, visto que a região lombar está enraizada na bacia e a região dorsal é bloqueada pelas costelas.

O músculo espinhal do tórax insere-se exatamente sobre essas quatro vértebras.

A contração do diafragma que, no esforço de endireitamento com carga (Fig. 56a), permite, graças a suas fibras posteriores, atrair ânulo e núcleo para frente, por uma tensão prévia facilita o desencadeamento da ação do espinhal do tórax (Fig. 56b). Parece, então, que o espinhal do tórax está entre os espinhais mais "à escuta" do diafragma.

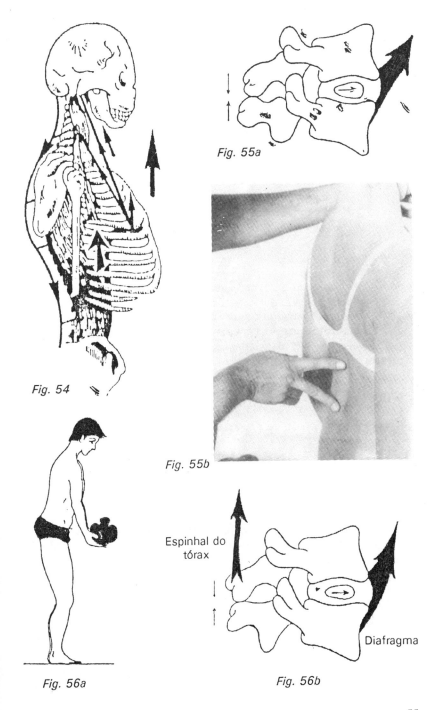

Fig. 54

Fig. 55a

Fig. 55b

Fig. 56a

Espinhal do tórax

Diafragma

Fig. 56b

55

OS EXPIRATÓRIOS

A expiração é um movimento passivo desencadeado a partir do cessar da contração dos músculos inspiratórios.

Os expiratórios intervêm apenas durante esforços, no grito, na tosse, etc. isto é, em atividades de grande dinâmica. Os músculos expiratórios são expiratórios acessórios.

ANATOMIA DOS MÚSCULOS ABDOMINAIS

OBLÍQUO INTERNO

Origem - aponeurose lombar, crista ilíaca anterosuperior.

Inserção - três ou quatro últimas costelas, linha alba, ligamento inguinal e púbis (Fig. 57).

OBLÍQUO EXTERNO

Origem - púbis, ligamento inguinal, crista ilíaca e linha alba.

Inserção - sobre as sete ou oito últimas costelas através de inserções imbricadas com as do serrátil anterior da 5ª a 9ª costelas, com as do grande dorsal da 10ª a 12ª costelas (Fig. 58).

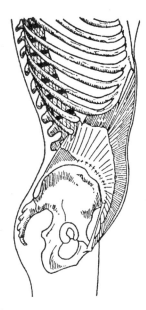
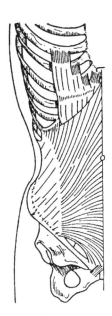

Fig. 57
Músculo oblíquo interno

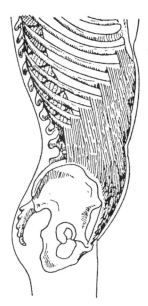
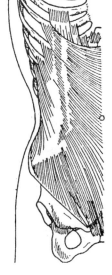

Fig. 58
Músculo oblíquo externo

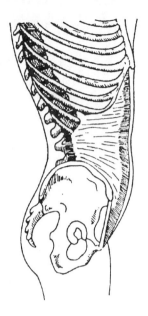
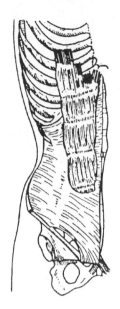

Fig. 59
Músculo transverso do abdome

TRANSVERSO DO ABDOME

Origem - aponeurose lombar, através dela processos transversos das vértebras lombares, crista ilíaca, ligamento inguinal.
Inserção - face interna das seis últimas cartilagens costais, através de digitações que se cruzam com as do diafragma; aponeurose anterior do transverso e através dela sobre a linha alba.
Essa aponeurose forma apenas a parte anterior da bainha dos retos na região inferior do abdome, enquanto que na região superior forma a parte anterior e posterior (Fig. 59).

RETO DO ABDOME

Origem - crista púbica
Inserção - 5ª, 6ª e 7ª cartilagens costais.
Ao longo de seu trajeto o músculo é entrecortado, acima do umbigo, por inserções tendinosas de reforço, geralmente em número de três (Fig.60).

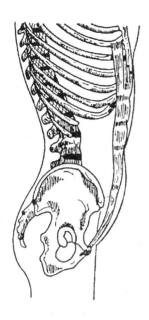
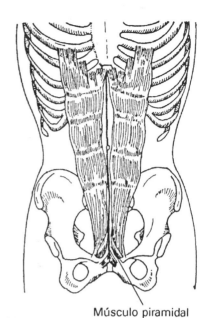

Fig. 60
Músculo reto do abdome

Músculo piramidal

PIRAMIDAL DO ABDOME

Às vezes ausente, vai do púbis à linha alba. Sua função é tensionar esta última (Fig. 60).

INERVAÇÃO

Os músculos abdominais originam-se de vários miômeros; recebem, então uma inervação segmentar diferenciada que permite uma contração voluntária segmentar de cada músculo.

QUADRADO LOMBAR

Inserções - bordo inferior da 12ª costela
processos costiformes de L1 a L4
crista ilíaca
Compreende feixes ílicostais, ílio-transversários e costotransversários (Fig. 61).

59

SERRÁTIL POSTERIOR INFERIOR

Inserções - aponeurose lombar e através dela processos espinhosos das duas últimas vértebras dorsais e três primeiras lombares (Fig. 62) bordo inferior e face externa das três ou quatro últimas costelas externamente ao ângulo.

TRANSVERSO DO TÓRAX

Origem - faces posteriores do processo xifóide e corpo do esterno.

Inserção - oblíquo para cima e para fora, termina-se sobre as 3ª, 4ª, 5ª e 6ª cartilagens costais. Sobe excepcionalmente até a 2a cartilagem costal (Fig. 63).

O SISTEMA FIBROSO

PAREDE ANTEROLATERAL

Aponeurose de revestimento-

A aponeurose superficial é constituída pelas aponeuroses dos oblíquos externos. Voltaremos a elas com as aponeuroses de inserção.

O folheto mais importante é aquele que forra a face profunda da parede muscular abdominal. Visto que essa face profunda é constituída, antes de mais nada, pelo músculo transverso, damos a ela o nome de fáscia transversal. No entanto, não é aderente ao transverso em toda a sua extensão (Fig. 64).

Superiormente essa fáscia é fina e confunde-se com a fáscia subperitoneal. Espessa-se de cima para baixo e transforma-se em uma verdadeira lâmina fibrosa na região inferior. Recobre praticamente toda a superfície profunda do transverso, a não ser anteriormente, onde sob a linha arqueada, a lâmina tendinosa anterior do transverso passa à frente (Fig. 59). A fáscia transversal ou parietal forra então a face posterior dos retos. Inferiormente, ao nível da metade externa do ligamento inguinal, a fáscia transversal une-se à fáscia ilíaca. A porção média afunda-se no canal inguinal e constitui o ligamento interfoveolar. Forma a bainha dos vasos ilíacos externos, depois, continua-se com a bainha vascular do canal crural. Dentro dos vasos femurais, deve inserir-se na linha pectínea do púbis e nesse ponto transforma-se

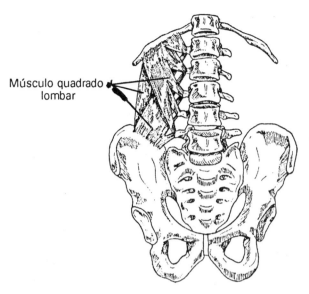

Fig. 61

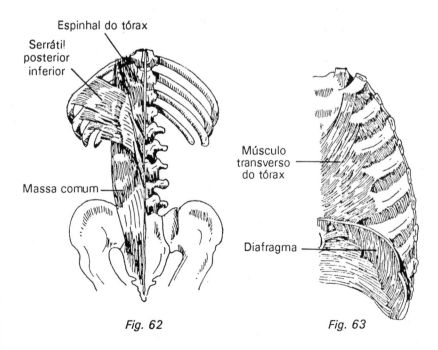

Fig. 62 *Fig. 63*

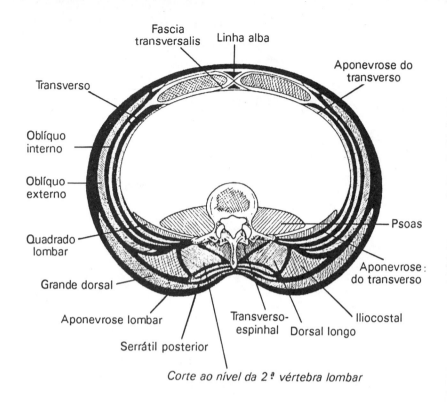

Fig. 64

em septo crural. Internamente, de cima para baixo, forra a face posterior dos ligamentos lombocostais, dos retos do abdome e fixa-se no bordo superior do púbis. Os ligamentos lombocostais, o ligamento interfoveolar, apesar de individualizáveis, são considerados reforços da fáscia transversal.

Aponeurose de inserção

Vimos que a aponeurose superficial era essencialmente constituída pelas aponeuroses dos oblíquos. Essas aponeuroses inserem-se, na frente, de cada lado, sobre a linha alba que reveremos; em baixo sobre o púbis e ligamento inguinal, lateralmente e atrás sobre a crista ilíaca. Essa última inserção é especial. Junto com a inserção do grande dorsal que ocorre no quarto posterior, ela delimita uma superfície triangular, região relativamente débil, protegida apenas pelas aponeuroses do oblíquo interno e transverso (triângulo de Jean Louis Petit).

A inserção pubiana do oblíquo externo e da rede tendínea pré-pubiana é muito importante. A inserção de todos esses tendões, aponeuroses, lâminas fibrosas, ocorre em uma superfície tão estreita, que forma uma massa fibrosa única, à qual vêm juntar-se as inserções dos retos, piramidais e adutor longo.

Na parede anterior, todas as aponeuroses dos músculos do abdome terminam-se através de três lâminas tendinosas que formam as bainhas dos retos. Nos três quartos ou dois terços superiores, os retos do abdome estão contidos num desdobramento anterior da aponeurose do oblíquo externo e pela do transverso atrás. No quarto ou terço inferior, todas as aponeuroses passam para a frente, ao nível de uma lâmina tendinosa côncava, passam para trás da linha arqueada. Somente a fáscia transversal abandona a aponeurose do transverso para formar a parede posterior das bainhas.

Essa disposição impede a porção inferior do transverso de recuar muito as vísceras inferiores, o que protege os órgãos, e forma a porção anterior do que poderíamos chamar um ninho, fechado atrás pelos ossos da bacia (Fig. 59).

Da extremidade externa da linha arqueada, origina-se um feixe fibroso que é um reforço da fáscia transversal – o ligamento interfoveolar. Desce para baixo e para fora, contorna como uma alça a entrada do canal inguinal que parece suspender, antes de desaparecer na fáscia. Sobre a linha média, após haver formado a bainha dos retos, as aponeuroses cruzam-se e formam uma rafe mediana sólida: a linha alba.

O conjunto fibroso anterior pode ser considerado como um "centro tendíneo anterior".

PAREDE POSTERIOR

Nesse nível, os anatomistas conservam a mesma classificação: aponeuroses de revestimento e aponeuroses de inserção.

Aponeurose de revestimento

Como para todas as massas musculares sobrepostas, os diferentes revestimentos aponeuróticos opõem-se e escorregam uns sobre os outros. O mais profundo é constituído pelas aponeuroses do quadrado lombar e psoas. As aponeuroses dos quadrados lombares são desdobramentos das dos transversos e da fáscia transversal. Recobrem a face anterior dos músculos e fixam-se internamente aos processos transversos das vértebras lombares; em sua região superior, são reforçadas pelo ligamento arqueado lateral do diafragma (ou arcada do quadrado lombar) que unem os processos transversos de L1 à 12ª costela. A aponeurose do psoas confunde-se com a fáscia ilíaca. Pertence ao mesmo tempo à parede posterior do abdome e à região femoral. Acima do ligamento inguinal, insere-se interiormente à crista do estreito superior, aos corpos vertebrais lombares e ao ligamento arqueado medial. Recobre o músculo psoas e vai, externamente, unir-se à aponeurose do quadrado lombar e inserir-se sobre a crista ilíaca. Superiormente forma o ligamento arqueado medial que se insere sobre o corpo de L2, contorna o psoas e vai fixar-se sobre o processo transverso de L1. Ao nível do ligamento inguinal adere na frente ao ligamento e sua porção interna forma o ligamento iliopectíneo. Abaixo do ligamento prolonga-se até a inserção inferior do iliopsoas e une-se à aponeurose femoral. Forma a peça principal de uma cadeia lombo-femoral.

Aponeurose de Inserção

Como para as paredes anterolaterais, a fronteira entre aponeurose de revestimento e de inserção é mal definida. Se a aponeurose lombar é a aponeurose de inserção do grande dorsal, ela é também a aponeurose superficial da parede posterior do abdome. Vai do processo espinhoso de D7 ao de S5 e sobre o quarto posterior da crista ilíaca. Vimos que nesse nível ela delimitava, com a aponeurose do oblíquo externo um triângulo mal protegido. Superiormente é recoberta pela aponeurose do trapézio que, por sua vez, recobre todos os músculos vertebrais.

O segundo plano aponeurótico é constituído:

Superiormente pela aponeurose de inserção do serrátil posterior inferior que une o serrátil posterior superior ao inferior.

Inferiormente pela do oblíquo interno.

Ambas unem-se à face profunda da aponeurose lombar. O terceiro plano é a aponeurose do transverso (fáscia transversa), que já vimos. Em sua porção posterior é reforçada por uma série de feixes irradiados a partir do ápice dos processos transversos das vértebras lombares e espalham-se sobre a face profunda da aponeurose. Os feixes mais resistentes provêm de L1 e L2. Dirigem-se para as últimas costelas e formam os ligamentos lombocostais[1] (Fig. 65).

---

(1) No texto em francês "Ligamentos de Henlé". (N.T.) V. M. Bienfait *Les Fascias*. Editions Le Pousoë, St. Mont, França.

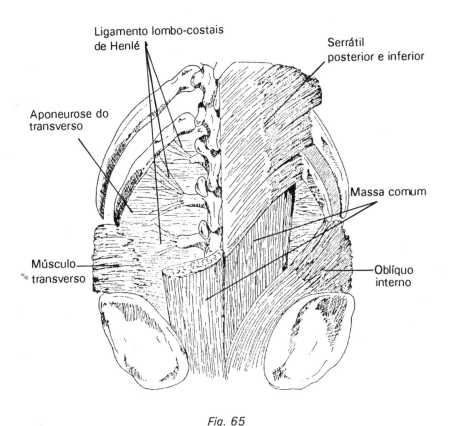

Fig. 65

O PERÍNEO

É evidente que o períneo não participa da expiração. No entanto, não é por isso que não constitui um "diafragma inferior" em relação com o diafragma propriamente dito, com as vísceras abdominais e coluna lombossacra.

A fisiopatologia do diafragma terá, portanto, grande influência sobre a fisiopatologia do períneo. Sem entrarmos em detalhes já expostos no livro *O Diafragma*, convém rever rapidamente qual é a anatomia desse plano muscular que contém tanto o ventre quanto os abdominais.*

O períneo, verdadeiro diafragma inferior, comporta três planos:

---

*Ed. brasileira: Summus Editorial, 1989.

Plano profundo - constituído por músculos de diferentes tipos. Dois dentre eles, piriforme e obturador interno, são destinados ao fêmur. Somente o levantador do ânus (porção esfincteriana e porção elevadora) e o iliococcígeo, pertencem propriamente dito ao assoalho pélvico (Fig. 66).

Plano superficial - compreende o transverso superficial, o isquiocavernoso, o bulbo esponjoso e esfíncter externo do ânus (Fig. 67).

Em anatomia topográfica descreve-se um períneo posterior, idêntico no homem e na mulher e um períneo anterior.

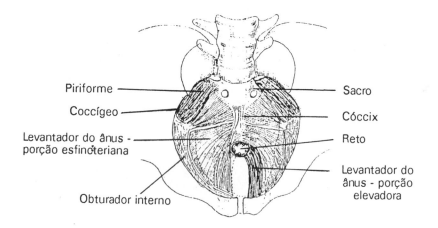

Fig. 66 – Períneo - plano profundo

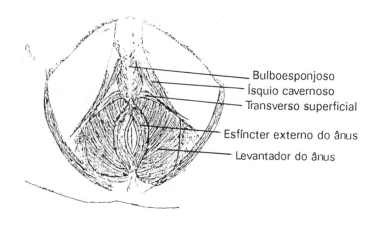

Fig. 67 – Períneo - plano superficial

BIOMECÂNICA

O TRANSVERSO DO ABDOME

O fato de fazer subir as vísceras abdominais ao contrair-se a partir de seus pontos fixos lombares, associado à sua disposição imbricada com o diafragma a nível das seis últimas costelas, aponta-o como antagonista complementar do diafragma. O caráter fibroso da linha alba e das aponeuroses que a ela se unem, obriga a examinar a fisiologia dos abdominais e principalmente do transverso, em função de uma variação de pontos fixos, como fizemos para o diafragma e centro frênico.

Quando o diafragma está relaxado, a contração do transverso a partir de suas inserções lombares, faz recuar a linha alba, aperta as vísceras abdominais (que empurram o diafragma para cima) e abaixa as seis últimas costelas. Isso faz dele um expiratório de grande amplitude, especialmente habilitado para fazer o diafragma subir além de sua posição de equilíbrio (Fig. 68). Quando se contrai ao mesmo tempo que o diafragma, a linha alba e o "centro tendíneo anterior" não podem mais recuar a massa visceral e fixam-se.

O transverso puxa então as vértebras lombares lateralmente e ligeiramente para frente (Fig. 69). Isso permite ao elevar-se um peso, unir-se tronco e coluna, evitar qualquer movimento intempestivo das vértebras lombares e facilitar o endireitamento lombar, puxando, com o diafragma, a região lombar ligeiramente para cima (Fig. 55a e 56a). Vemos assim, que o transverso, contrariamente a muitas informações recebidas, não pode ser um músculo corretor da lordose lombar.

OS OBLÍQUOS INTERNO E EXTERNO

Nos diferentes movimentos do tronco, o oblíquo interno de um lado, pode contrair-se ao mesmo tempo que o oblíquo externo do outro, o que leva a uma rotação (Fig. 70). Quando agem do mesmo lado, provocam uma látero-flexão do tronco (Fig. 71). No primeiro caso é o "centro tendíneo anterior" que transmite a ação do oblíquo interno de um lado para o oblíquo externo do outro. O mecanismo é o seguinte: contração do oblíquo interno a partir de suas inserções sobre a aponeurose lombar e asa ilíaca, tração sobre a linha alba que por sua vez serve de ponto fixo à contração do oblíquo externo contralateral. O mesmo ocorre nas expirações de grande amplitude. A contração homolateral do oblíquo interno e oblíquo externo, leva a um abaixamento de todas as costelas do mesmo lado, até a quarta costela (Fig. 72). A contração contralateral do oblíquo interno e oblíquo externo, leva ao

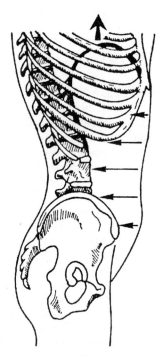

Fig. 68

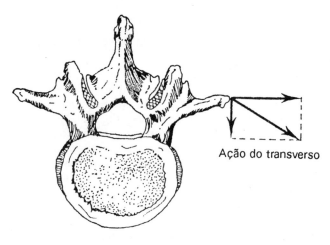

Ação do transverso

Fig. 69

abaixamento das quatro últimas costelas do lado do oblíquo interno, das oito últimas do lado do oblíquo externo (Fig. 73). A contração simultânea dos dois oblíquos internos e dos dois oblíquos externos, abaixa o conjunto das costelas até a quarta (Fig. 74). Lembremos que os abdominais têm uma inervação que lhes permite contrações individuais.

OS RETOS DO ABDOME

Quando tomam ponto fixo sobre o púbis, abaixam verticalmente a 5ª, 6ª e 7ª cartilagens costais. São fortes expiratórios acessórios (Fig. 75).

QUADRADO LOMBAR

Seu papel principal é a manutenção de um espaço ideal íleocosto-lombar. Conhecemos seu papel na marcha, onde sua fisiologia é semelhante à do esternocleidomastóideo que, por sua vez, deve garantir sozinho a manutenção de uma localização ideal da cabeça, para manter a horizontalidade do olhar. É expiratório quando se apóia sobre as inserções ilíacas e lombares, abaixando nitidamente nesse caso a 12ª costela (Fig. 76).

SERRÁTIL POSTERIOR INFERIOR

Quando toma seu ponto fixo sobre D11 D12 L1 L2 e L3, abaixa as três ou quatro últimas costelas porque termina-se sobre o braço maior da costela, externamente ao ângulo (Fig. 77).

TRANSVERSO DO TÓRAX

Abaixa as 3ª, 4ª, 5ª e 6ª cartilagens costais quando se contrai a partir de seu ponto de inserção sobre o esterno. Acentua nitidamente o movimento de retorno em barra de torção das cartilagens costais. É, portanto, um expiratório acessório da região média do tórax (Fig. 78).

GRANDE DORSAL

Lembremos que se contrai a partir de seus pontos de inserção inferiores. É expiratório ao nível das quatro últimas costelas.

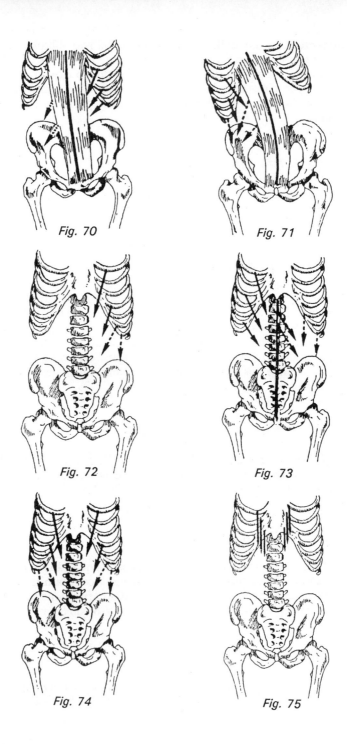

Notemos quantas inserções musculares ocorrem ao nível das quatro últimas costelas. Oblíquo interno, quadrado lombar, serrátil posterior inferior, grande dorsal, inserem-se sobre uma ou mais dessas quatro últimas costelas. As possibilidades de ação muscular sobre o tórax inferior são múltiplas. Já vimos que a partir do abaixamento ou manutenção das costelas inferiores por um ou mais desses músculos, ocorrerá a transmissão da expiração de grande amplitude ao conjunto do tórax, graças aos intercostais. Devemos também notar que nem o oblíquo externo, nem o transverso do tórax ligam-se às primeiras costelas. O abaixamento da porção superior do tórax só ocorre através de um mecanismo que veremos mais tarde.

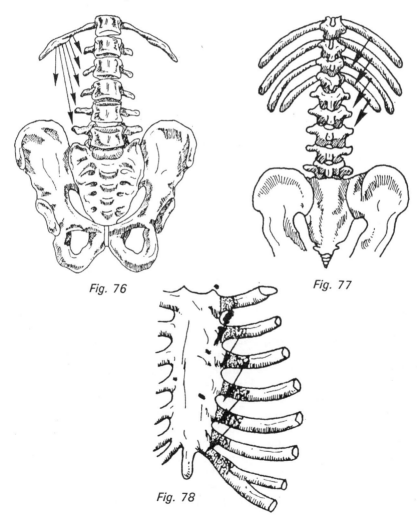

Fig. 76   Fig. 77

Fig. 78

APARELHO PULMONAR

GENERALIDADES

Em um trabalho como este, não seria necessário uma análise profunda da fisiologia do pulmão. Interessa-nos apenas o aspecto mecânico das trocas gasosas entre o ar e o sangue.

ANATOMIA

Os pulmões são envolvidos por uma membrana serosa: a pleura, cujo folheto parietal é aderente ao tórax e ao diafragma e cujo folheto visceral forra o pulmão. Esses folhetos continuam-se ao nível do hilo, onde entram e saem os brônquios, dos vasos sanguíneos e linfáticos. Os dois folhetos formam entre si a cavidade pleural, vedada por todos os lados. Os pulmões ocupam a totalidade do espaço colocado à sua disposição. O ápice ultrapassa superiormente a primeira costela, a face costal é encostada contra as costelas através do vácuo pleural, a face mediastinal é dirigida contra o mediastino. A fáscia subpleural ou endotorácica adere ao longo de toda sua superfície ao folheto parietal. Une a pleura aos músculos intercostais internos e às costelas, às vértebras e ao diafragma. É colada ao sistema suspensor da pleura e forma com ele o septo fibroso cérvico-torácico. O ligamento vértebro-pleural advindo da aponeurose pré-vertebral, o ligamento costopleural originário da primeira costela e o escaleno posterior (escaleno mínimo), que advém da sétima cervical, constituem o sistema suspensor da pleura. O escaleno posterior freqüentemente está ausente, sendo então substituído por um feixe fibroso.

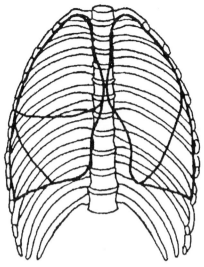

Fig. 79

Deve-se juntar a esse sistema aponeurótico que une intimamente a pleura ao conjunto da caixa torácica, os ligamentos do pulmão que correspondem à linha de reflexão do folheto parietal sobre o visceral ao nível do hilo e que correspondem, internamente, à fáscia periesofagiana. A membrana broncopericárdica une o pedículo à face posterior do pericárdio e ao centro tendíneo do diafragma. Cada pulmão é dividido em lobos. Na maioria dos casos o pulmão direito apresenta três: superior, médio e inferior. O esquerdo, menor, possui dois: superior e inferior. Os limites do pulmão variam, evidentemente, com a respiração (Fig. 79).

BIOMECÂNICA

Em repouso, o tórax que é mantido graças a seus músculos tônicos leva a uma certa expansão dos pulmões. A atividade de suas células musculares lisas e fibras elásticas faz com que se retraiam. O vácuo pleural e as inserções que acabamos de ver, unem intimamente os dois mecanismos. É evidente que o agente mecânico principal da respiração é constituído pelos músculos estriados. A musculatura lisa, intrínseca dos pulmões e brônquios, age como antagonista reequilibrador da dilatação torácica em posição de repouso e como agente levemente facilitador da expiração. Isso é perfeitamente lógico, levando em conta o que agora sabemos a respeito da biomecânica

73

muscular da respiração. A inspiração é ativa e assegurada pelos inspiratórios; uma dilatação ativa dos pulmões através de músculos que lhe seriam próprios seria totalmente inútil. Por outro lado, na maioria das vezes a expiração realiza-se pelo relaxamento dos inspiratórios; nesse caso, a contratilidade das fibras originárias do pulmão, associada à elasticidade das fibras conjuntivas, facilita a expiração. Isso é esquematizado na Figura 80.

À esquerda, em repouso (após expiração de pequena amplitude), a força dilatadora do tórax e a força constritiva dos pulmões equilibram-se, a pressão pleural é negativa, certas vias aéreas fecham-se.

No centro, durante a inspiração, a força muscular se opõe ao peso do tórax e à constrição do pulmão. A pressão pleural é fortemente negativa e as vias aéreas abrem-se.

Na expiração forçada, a contração dos expiratórios e a força constritiva dos pulmões somam-se e predominam em relação à força passiva do tórax e as vias aéreas fecham-se.

Na inspiração de pequena e média amplitude que é particularmente assegurada pelo diafragma, o sino pleural alarga-se, o movimento do centro tendíneo age principalmente sobre os lobos inferiores. Os brônquios desses lobos alongam-se para baixo.

Na inspiração de grande amplitude, além do movimento precedente, as costelas superiores, os lobos e os brônquios superiores elevam-se. Os lobos superiores e inferiores têm, então, movimentos opostos. O lobo médio do pulmão direito está no cruzamento dessas influências contrárias.

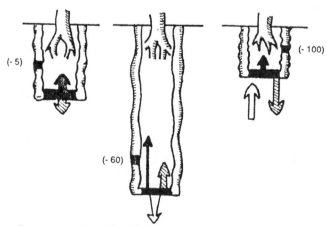

Força muscular ativa: flechas brancas
Força passiva da caixa torácica: flechas listradas
Força de retração elástica do pulmão: flechas negras

Fig. 80

CAPACIDADES RESPIRATÓRIAS

A capacidade total é a soma da capacidade vital e do ar residual. A capacidade vital é definida pelas trocas. É medida através de uma expiração forçada após uma inspiração de máxima amplitude. Dentro dessa capacidade vital, o ar corrente resulta de uma inspiração de pequena amplitude (Fig. 81).

O ar residual, por sua vez, é dividido em duas partes: ar de relaxamento, compreendido entre a expiração de grande amplitude e a posição dos pulmões após toracotomia e o ar mínimo, compreendido entre a posição de toracotomia e atelectasia pulmonar. Esse ar mínimo possibilita a um pulmão que já respirou flutuar na água. Essas capacidades, naturalmente, variam de acordo com a idade, sexo, tipo individual (exemplo na Fig. 82), mas também em função da posição: abertura dos braços aumenta o ar complementar, flexão anterior do tórax aumenta o ar de reserva. Por outro lado, a patologia modifica consideravelmente esses dados, como ainda veremos.

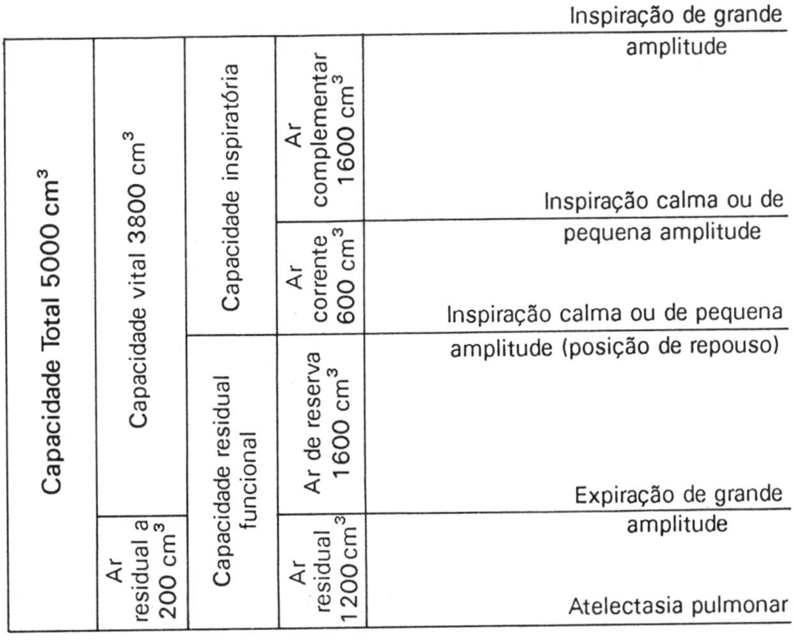

Capacidade Total 5000 cm³	Capacidade vital 3800 cm³	Capacidade inspiratória	Ar complementar 1600 cm³	Inspiração de grande amplitude
			Ar corrente 600 cm³	Inspiração calma ou de pequena amplitude
		Capacidade residual funcional	Ar de reserva 1600 cm³	Inspiração calma ou de pequena amplitude (posição de repouso)
	Ar residual a 200 cm³		Ar residual 1200 cm³	Expiração de grande amplitude
				Atelectasia pulmonar

Fig. 81

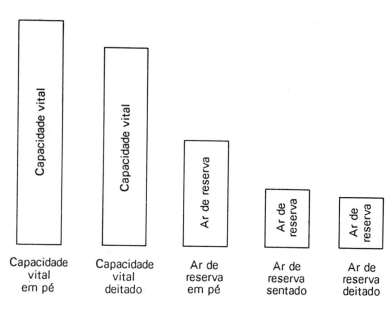

Fig. 82

NEUROFISIOLOGIA REGULAÇÃO DA RESPIRAÇÃO

Este sistema, muito complexo, é capaz de regular a respiração em função das necessidades, mantendo praticamente constantes as proporções gasosas no sangue, isso com um mínimo gasto energético por parte dos músculos respiratórios.

SISTEMA MOTOR

Os centros bulbo protuberanciais dotados de capacidade rítmica, controlam os músculos da respiração.

SISTEMA DE INFORMAÇÃO

As informações provêm:
- do córtex,
- do diencéfalo,
- do pulmão,
- dos brônquios e alvéolos pelo pneumogástrico da parede torácica através de fusos neuromusculares, sistema de Golgi, receptores articulares,
- do sangue através dos quimiorreceptores do líquido cefalorraquidiano através dos quimiorreceptores centrais.

RITMO

Ainda pouco conhecido, o mecanismo do ritmo respiratório não parece originário de uma estrutura anatomicamente individualizável.

Atualmente, distinguem-se três grupos:
O oscilador pontino, possivelmente responsável pela continuidade do ritmo respiratório.

Os osciladores reticulares difusos.

Um oscilador bulbar, que só intervém de maneira fásica.

O conjunto é sincrônico e dotado de ritmo.

A transmissão aos motoneurônios medulares ocorre através do fascículo retículo-espinal.

CONTROLE CORTICAL

Função automática, a respiração é também submetida a um controle voluntário ou emocional dependente do córtex somato-motor e límbico. As ordens transitam pelo bulbo e chegam à medula pelos fascículos córtico-espinais.

As zonas corticais pré-motoras são excitantes da ventilação.

As porções médias e inferiores dos hemisférios, as circunvoluções límbicas são inibidoras.

A formação reticular do mesencéfalo desempenha um papel no controle dos centros bulbopontinos, o que permite a redução do ritmo durante o sono.

REFLEXOS PULMONARES

O nervo vago veicula mensagens de diferentes origens:

– os reflexos nasais, provenientes da mucosa nasal. Eles acarretam, entre outras coisas, uma constrição dos brônquios e da laringe;

– reflexos da tosse;

– reflexos de aspiração, originários da região posterior das fossas nasais, acarretando uma forte inspiração por contração do diafragma e intercostais, visando liberar as vias nasais;

– reflexos de irritação brônquica, distintos dos reflexos da tosse, visto que, ao contrário destes, parecem levar a uma inspiração profunda.

– reflexo de Hering-Breuer. Esses autores demonstraram que a expansão do pulmão inibe a inspiração e provoca a expiração, desempenhando assim um papel de auto-regulação. Esse reflexo é desenvolvido no animal e pouco nítido no homem, a não ser nos primeiros dias de vida.

CONTROLE PROPRIOCEPTIVO

É comparável ao controle proprioceptivo dos movimentos dos membros, que não seria o caso de relembrarmos aqui. Como esse último, é originário dos fusos neuromusculares, numerosos ao nível do diafragma e mais especialmente no interior dos músculos intercostais, e dos receptores articulares.

Essas informações são essenciais na manutenção da respiração em volume constante, seja qual for a posição, e na escolha da freqüência a adotar-se para conservar o volume das trocas.

REGULAÇÃO METABÓLICA

Também chamada *quimiorreflexa,* essa regulação permite uma notável estabilidade das proporções de O_2 e CO_2 no sangue arterial. Apesar das variações no consumo de oxigênio e na composição do ar, essas proporções variam dentro de limites bastante estreitos.

A hipoxemia e a acidose levam imediatamente a uma hiperventilação, a hiperoxia e a alcalose a uma hipoventilação. Os quimiorreceptores arteriais ligados ao bulbo pelos nervos glossofaríngeo e do seio carotídeo reagem às alterações de O_2.

FISIOPATOLOGIA

MÚSCULOS DA ESTÁTICA E MÚSCULOS DA DINÂMICA

Implantação anatômica

No plano anatômico, os músculos da dinâmica que produzem pequenas trações e grandes deslocamentos, são constituídos por fibras longas e paralelas que prolongam a direção dos tendões.

Os músculos da estática que produzem uma forte tração e um pequeno deslocamento, são constituídos por fibras mais curtas dispostas obliquamente em relação ao eixo longitudinal do músculo (Fig. 83).

Os músculos da estática parecem mais vermelhos (mioglobina) que os músculos da dinâmica. Possuem também uma maior proporção de tecido conjuntivo.

Enfim, os músculos da estática são ativados por motoneurônios alfafásicos (Quadro 2)

Os músculos da estática implantam-se ao nível de cada articulação em posição oposta à passagem da linha de gravidade. Sua função é antigravitária. Convém juntar aos músculos estáticos classicamente conhecidos, os músculos suspensores da cintura escapular, dos membros e das costelas, isto é, os músculos inspiratórios.

A Figura 84 representa os diferentes conjuntos musculares estáticos organizados sob forma de cadeias músculo-aponeuróticas. A posição espinhal da cadeia principal posterior e a cadeia respiratória, são constituídas por músculos inspiratórios aos quais convém juntar o trapézio superior da cadeia superior do ombro e o peitoral maior da cadeia ântero-interna do ombro.

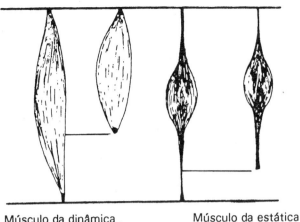

Músculo da dinâmica   Músculo da estática
Fig. 83

Quadro 2

Músculos da Dinâmica	Músculos da Estática
Fibras Longas e Paralelas Músculos Pálidos Muito Tecido Conjuntivo Motoneurônios Alfafásicos	Fibras Curtas e Oblíquas Músculos Vermelhos Pouco Tecido Conjuntivo Motoneurônios Alfatônicos

FISIOLOGIA

O encurtamento potencial de um músculo não deve ser encarado em função do comprimento total do músculo e do tendão. A Figura 83 permite visualizar que se os dois músculos considerados são capazes de encurtar-se um terço de seu comprimento total, o encurtamento é mínimo para o músculo da estática, cujas fibras musculares são mais curtas e os tendões mais longos que o músculo da dinâmica.

No interior do músculo, uma grande interpenetração entre actina e miosina facilita a resistência. Uma pequena interpenetração facilita a ação dinâmica.

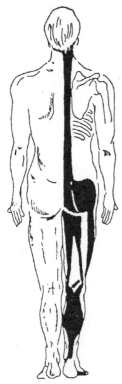
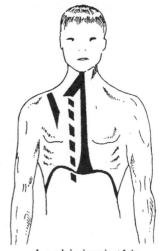

A cadeia inspiratória

A cadeia posterior

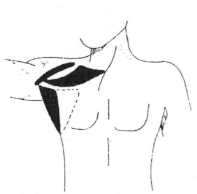
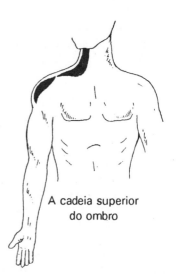

A cadeia ântero-interna do ombro

A cadeia superior do ombro

Fig. 84

A experiência do gato descerebrado de Sherrington (Fig. 85) prova que o tônus neuromuscular está mais evidentemente presente nos músculos antigravitários.

As fibras dos fusos neuromusculares são diferenciadas. As fibras em saco originam o reflexo miotático direto. São ativadas pela sistema Gama 1 controlada pelo córtex sensório-motor e pirâmide bulbar e controlam especialmente as unidades motoras dinâmicas. As fibras em cadeia são por sua vez, ativadas ou inibidas pelo sistema Gama 2, controlado pelo núcleo caudado e globo pálido. Controlam especialmente as unidades motoras tônicas (Fig. 86).

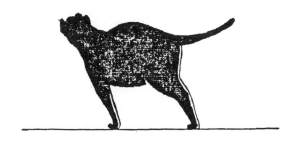

Fig. 85

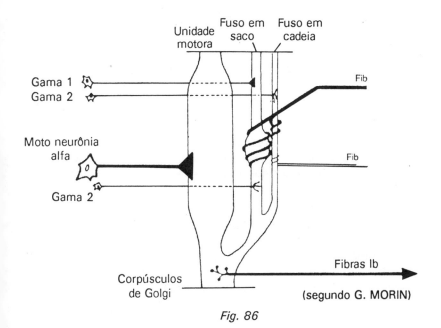

Fig. 86

O conjunto desses parâmetros, resumidos no Quadro 3, prova que os músculos da dinâmica têm como papel principal realizar o movimento, enquanto os da estática são destinados a resistir ao movimento.

Quadro 3

Músculos da Dinâmica	Músculos da Estática
Capazes de Grandes Encurtamentos Capazes de Pequenas Resistência Pouco Tônicos Realizam o Movimento	Capazes de Pequenos Encurtamentos Capazes de Forte Resistência Muito Tônicos Resistem ao Movimento

FISIOPATOLOGIA

Seguindo essa breve revisão, devemos entender que os músculos antigravitários, responsáveis pela função estática, estão em função quase permanentemente. O tônus neuromuscular, já excessivo em estado natural, aumenta em caso de agressão. Esse aumento afetará em especial os músculos antigravitários. Por outro lado, uma interpenetração, ainda maior que usualmente, entre actina e miosina garante confortavelmente a resistência dos músculos estáticos (Fig. 87).

Enfim, a degeneração das estruturas nobres do músculo (miofibrilas) substituídas por estruturas menos nobres (tecido conjuntivo), favorece a função estática. Para assegurar, em qualquer circunstância, sua função que é hegemônica, os antigravitários tenderão sempre a apoiar-se confortavelmente sobre um reforço do tecido conjuntivo e um excesso de tônus neuromuscular.

O futuro patológico dos músculos da estática é hipertonicidade e retração, enquanto que o dos músculos da dinâmica é hipotonicidade e relaxamento.

DEFASAGEM DAS TROCAS RESPIRATÓRIAS

Vimos que no caso da respiração automática de pequena amplitude, que constitui nossa forma habitual de respirar, apenas a inspiração é ativa. O diafragma contraindo-se abaixa seu centro tendíneo e eleva um pouco as costelas inferiores; seu relaxamento permite a expiração.

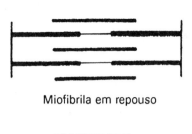

Miofibrila em repouso

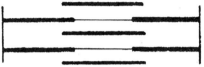

Miofibrila em tensão prévia
facilitando a contração

Miofibrila em encurtamento prévio
facilitando a resistência

Tensão prévia facilitando o encurtamento
Encurtamento prévio facilitando a resistência

Fig. 87

Cada tentativa para aumentar o volume das trocas, como durante um esforço, por exemplo, deve começar por uma contração mais vigorosa do diafragma seguida pela entrada em ação dos inspiratórios acessórios.

Para que após esse esforço da ação respiratória a musculatura volte sistematicamente à posição de repouso, ponto de equilíbrio ideal entre inspiração e expiração (Fig. 88), seria necessário uma flexibilidade perfeita dos inspiratórios e que o tônus muscular fosse igualmente repartido entre músculos inspiratórios e expiratórios abaixadores das costelas, o que não é possível porque os inspiratórios são suspensores, portanto estáticos, enquanto os abdominais são dinâmicos.

Uma segunda solução seria uma contração dos músculos abdominais durante a expiração, o que permitiria retornar ao ponto de equilíbrio após cada troca. Isso normalmente nunca ocorre, visto que

85

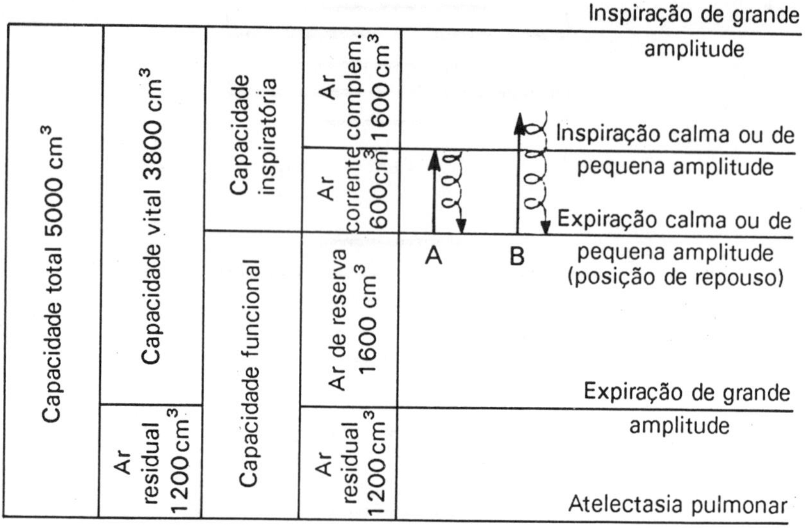

Inspiração de grande amplitude

Capacidade total 5000 cm³	Capacidade vital 3800 cm³	Capacidade inspiratória	Ar corrente complem. 600cm³ 1600 cm³
		Capacidade funcional	Ar de reserva 1600 cm³
	Ar residual 1200 cm³		Ar residual 1200 cm³

Inspiração calma ou de pequena amplitude

Expiração calma ou de pequena amplitude (posição de repouso)

A   B

Expiração de grande amplitude

Atelectasia pulmonar

A - Inspiração de pequena amplitude seguida de relaxamento perfeito.
B - Inspiração de grande amplitude seguida de relaxamento perfeito.

Fig. 88

contrário à lei do mínimo esforço. Apenas na expiração forçada constatamos uma contração dos abdominais.

Enfim, o oblíquo externo sobe apenas até a 4ª costela. Não existe, portanto, expiratório de grande amplitude ao nível das três primeiras costelas.

Aumentar o volume do ar corrente não poderá ocorrer a não ser através de um aumento da inspiração graças a um reforço da atividade dos inspiratórios que tenderão assim a evoluir no sentido da hipertonicidade, encurtamento e perda da flexibilidade. Se encorajados por atividades profissionais ou esportivas intensas ou mesmo por ginásticas inadequadas, a curto ou longo prazo se transformarão em estruturas incapazes de relaxar-se, levando a um déficit expiratório. O ponto de equilíbrio se encontrará deslocado no sentido da inspiração (Fig. 89). Isso acarretará:

1º) diminuição do volume de ar expirado quando do relaxamento;

2º) diminuição da amplitude inspiratória possível, visto que os inspiratórios já se encontram bloqueados na inspiração;

3º) estafa durante esforços por causa da aceleração do ritmo respiratório: um maior número de movimentos respiratórios se tornarão necessários para garantir o mesmo volume de ar corrente;

4º) fadiga ligada ao fato de que, mesmo numa respiração de

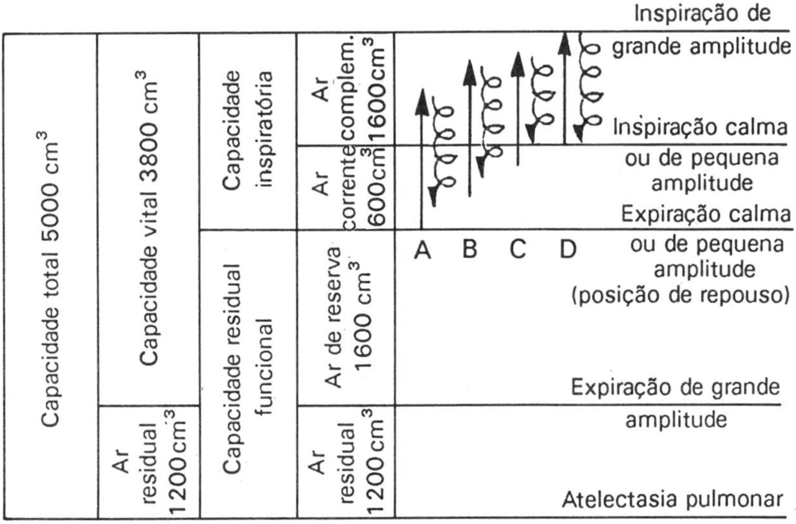

A. Inspiração seguida de um relaxamento insuficiente devido à rigidez dos inspiratórios.

B. O ponto de partida dessa inspiração corresponde à posição de repouso deslocada precedente.

C. Mais a rigidez dos inspiratórios aumenta, mais a posição de repouso desloca-se para a inspiração.

D. O indivíduo é limitado não apenas na expiração, mas também na inspiração.

Fig. 89

pequena amplitude, os inspiratórios serão obrigados a uma maior atividade para manter trocas respiratórias suficientes,

5º) alongamento e relaxamento dos músculos expiratórios dinâmicos antagonistas-complementares dos inspiratórios.

Em muitos casos constataremos que o trabalho dos inspiratórios acessórios será necessário, mesmo numa respiração de pequena amplitude. Todas as condições para a instalação de uma espiral mórbida estão reunidas, visto que um tal mecanismo só pode causar cada dia uma hipertonicidade cada vez maior da musculatura inspiratória, obrigada a encurtar-se mais e mais para continuar exercendo sua função que é hegemônica. O ponto de equilíbrio é definitivamente deslocado no sentido da inspiração e, sem tratamento, só poderá deslocar-se nesse sentido cada vez mais.

Excetuando-se certos casos de problemas neurológicos ou edema pulmonar, não existe insuficiência inspiratória, apenas insuficiência expiratória (Fig. 90).

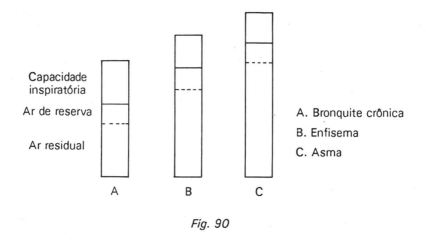

Fig. 90

CAUSAS DE DEFASAGEM DAS TROCAS RESPIRATÓRIAS

São inumeráveis. Podemos no entanto distinguir quatro origens principais:
- *stress* e causas de caráter neurológico ou neuropsíquico
- pulmões
- causas viscerais
- problemas morfológicos

STRESS

Toda agressão de caráter neuropsíquico ou somático aumenta o tônus neuromuscular. Estando este muito mais presente nos músculos da estática, experiência de Sherrington (Fig. 80), toda mensagem irritativa tende a aumentar o encurtamento e a rigidez dos músculos da estática e, entre eles, dos músculos inspiratórios. Por outro lado, o controle emocional da respiração pode levar a um aumento considerável da atividade dos músculos da respiração. O medo bloqueia provisoriamente a respiração, a angústia altera-a de forma permanente. Na histeria pode-se encontrar espasmos tônicos do diafragma. Isso ocorre sempre no sentido do bloqueio inspiratório.

Com o exemplo da defasagem das trocas respiratórias acabamos de ilustrar um fato bem conhecido, isso é, os músculos da estática, quando retraídos durante um certo tempo, não podem espontaneamente recuperar seu comprimento original. O indivíduo permanece em defasagem no sentido da inspiração. É assim que, através do tônus muscular, as agressões de caráter neuropsíquico fixam-se no aparelho músculo-esquelético. Lesões de inervação do diafragma provocam movimentos paradoxais. A hemicúpula atingida eleva-se durante a inspiração. Entendemos como relaxamento diafragmático uma alteração funcional que pode fazer desaparecer todo movimento ou levar a um movimento paradoxal das duas cúpulas. Como eventração diafragmática designamos uma atrofia quase completa das fibras do diafragma que se coloca em posição elevada.

PULMÕES

Vimos que eles aderem à parede do tórax e que desempenham um certo papel na expiração. Toda insuficiência respiratória do pulmão (bronquite, asma...), toda afecção de um de seus constituintes (pleuresia, atelectasia...) levam a um bloqueio em inspiração. Devemos aqui voltar à noção de hegemonia: na respiração a inspiração é essencial e ativa. Mesmo num caso de obliteração do brônquio, por exemplo, onde a inspiração é deficiente ao nível de um brônquio, as regiões não atingidas do pulmão serão obrigadas a compensar essa insuficiência, graças a um considerável recrutamento de músculos inspiratórios e bloqueio desses em encurtamento. Em particular a asma é sistematicamente ligada a uma contração tônica do diafragma (Fig. 90).

No enfisema o parênquima pulmonar perde sua capacidade de retração ao mesmo tempo que uma considerável defasagem de trocas leva a uma importante dilatação do tórax e a uma hipertrofia das fibras do diafragma que se coloca numa posição rebaixada apesar de um volume visceral freqüentemente exagerado. Vemos assim que com afecções pulmonares diametralmente opostas (hiperconstrição, hiperdilatação) o comportamento mecânico permanece o mesmo.

VÍSCERAS

Vimos que as vísceras desempenham papel de polia de reflexão sob as cúpulas diafragmáticas. A posição do diafragma dependerá, portanto, do volume da massa visceral. Indivíduos magros de boa musculatura abdominal e perineal apresentarão um diafragma mais baixo, enquanto que os gordos empurrarão as cúpulas para cima.

No primeiro caso veremos que o bloqueio inspiratório ocorre não apenas ao nível do diafragma que sobe pouco, mas também na região superior do tórax, enquanto que no segundo caso ocorrerá sobretudo na região inferior, com as seis últimas costelas seguindo a ascensão do centro tendíneo e colocando-se em posição elevada (região inferior do tórax em tonel).

Uma aerogastria ou aerocolia do ângulo cólico esquerdo faz subir a hemicúpula diafragmática esquerda.

O sofrimento esôfago-gástrico caracterizado por um estiramento ou um arrancamento das fibras que unem o esôfago ao estômago ou uma hérnia de hiato, restringem consideravelmente a mobilidade das fibras posteriores e hemicúpula esquerda do diafragma.

Um abscesso no fígado pode elevar ligeiramente a hemicúpula direita e frear seus movimentos.

Uma mulher grávida tem o diafragma globalmente empurrado para cima.

Vemos assim, mesmo antes de abordarmos as causas morfológicas, que o diafragma pode se bloquear em posição alta ou baixa, o que requererá abordagens terapêuticas diferentes.

CAUSAS MORFOLÓGICAS

Lembremos que nossos inspiratórios acessórios são espinhais, torácicos, nucais e escapulares. Os músculos espinhais, escalenos, intercostais, trapézio (superior e médio), peitoral menor, peitoral maior superior, são músculos tônicos antigravitários. Seu futuro patológico será então, hipertonia, rigidez, encurtamento. Uma perda de comprimento de tais músculos modificará a posição da nuca, dos ombros e dorso. Inversamente, um mau posicionamento cervical, da cintura escapular e coluna vertebral favorece o enrijecimento desses músculos e levará a uma defasagem inspiratória. Vamos examinar essas interações considerando cada grupo muscular.

CORDA DO ARCO

O conjunto coluna vertebral músculos espinhais fáscia cérvico-tóraco-abdômino-pélvica e o conjunto fáscia cérvico-tóraco-abdômino-pélvica-diafragma podem ser esquematizados sob forma de corda de arco (Fig. 91a). Os pilares do diafragma são os tensores da corda e os espinhais os tensores do arco. Um encurtamento do "tendão do diafragma" associado a um diafragma hipertônico acarretará uma hiperlordose diafragmática e nuca curta com a cabeça para frente. Nessas duas regiões de hiperlordose os espinhais por sua vez se encurtarão. De forma idêntica uma hipertonia dos espinhais lombares e cervicais aumentará a lordose cervical e lombar, permitindo à "corda" e seu tensor encurtarem-se (Fig. 91b).

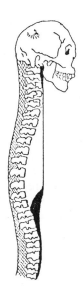

Fig. 91a

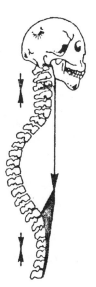

Fig. 91b

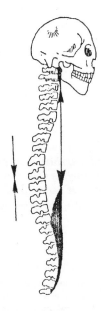

Fig. 92

Um encurtamento dos espinhais na região dorsal impede a cifose fisiológica e cria um dorso plano. Se isso não for associado a uma nuca curta ou a uma hiperlordose diafragmática o "tendão do diafragma" será estirado para cima, ele sobe e bloqueia o centro tendíneo (Fig. 92).

Os estirões de crescimento da criança e do adolescente desempenham papel preponderante nas alterações da corda e do arco. Na realidade, o sistema fascial cresce por solicitação de tração. Quando o crescimento é rápido, o sistema fibroso alonga-se de forma retardada o que leva freqüentemente a dores ditas de crescimento.

Isso também ocasiona pelo tensionamento brutal do tendão do diafragma arrancamentos ao nível do cruzamento esôfago-gástrico. É o mecanismo da escoliose diafragmática (1). Podemos aí identificar também o aspecto mecânico da doença de Scheuermann.

ENCURTAMENTO DOS INSPIRATÓRIOS NUCAIS

Uma hipertonia dos esternocleidomastóideos e escalenos eleva as duas primeiras costelas, a clavícula e o manúbrio do esterno, quando o ponto fixo desses músculos for nucal. Nesse caso, o bloqueio inspiratório da região superior do tórax parecerá evidente. Porém, quando o ponto fixo for inferior, a retração dos músculos "achata" a cervical e puxa para frente os processos mastóideos. Isso provoca uma nuca curta e cabeça para a frente.

ENCURTAMENTO DOS INSPIRATÓRIOS ESCAPULARES

Quando a escápula serve de ponto fixo, a hipertonia do peitoral menor eleva a 3ª, 4ª e 5ª costelas, a do serrátil anterior eleva a 6ª, 7ª, 8ª, 9ª e 10ª costelas. Mas, quando o ponto fixo é costal o peitoral menor puxa o processo coracóide para baixo e para a frente (2). Enrola a escápula para a frente. O serrátil anterior abduz a escápula. A combinação dessas duas retrações cria um enrolamento transversal que podemos chamar de cifose escapular. A hipertonia do trapézio superior, muito freqüentemente, eleva exageradamente a clavícula.

---

(1) Rééducation Posturale Globale - Bulletin nº 13.

(2) A fisiologia do peitoral menor foi descrita de forma imprecisa. É descrito como depressor da escápula. No entanto, sua tração para baixo é exercida sobre a coracóide, o que, levando em conta o gradeado costal que desempenha papel de polia de reflexão, eleva o corpo da escápula.

O DILATADO E O RETRAÍDO

No início desse livro tivemos ocasião de advertir contra a denominação rígida de "ponto fixo" e "ponto móvel", em fisiologia muscular. Depois do diafragma, aqui está uma segunda ilustração. A nuca, a escápula, a coluna dorsal e as costelas, são todas estruturas de caráter relativamente fixo. Estaticamente, a retração de um músculo inserido em duas dessas estruturas, pode exprimir seu encurtamento numa extremidade ou outra. Acabamos de ver que a rigidez dos inspiratórios nucais pode elevar as primeiras costelas ou criar uma nuca curta acompanhada por cabeça para a frente.

A rigidez dos inspiratórios escapulares pode elevar a região mediana do tórax ou enrolar os ombros. Na realidade, tudo depende da forma de retração dos inspiratórios espinhais e devemos ressintetizar isso através do que sabemos sobre a fisiopatologia da corda e do arco.

Vimos que a retração dos espinhais pode ser exercida ao nível lombo-dorsal, o que cria uma lordose lombo-diafragmática; ao nível dorsal – o que cria um dorso plano – ao nível cervical, o que cria uma hiperlordose cervical.

Quando o encurtamento dos espinhais é exercido ao nível dorsal, constatamos uma abolição da cifose dorsal, um excesso de rotação do braço menor da costela, com elevação do braço maior e ascensão generalizada do tórax. Nesse caso, os inspiratórios nucais e escapulares se contentarão com esse encurtamento que lhes é permitido pela ascensão de seus pontos fixos inferiores. As escápulas e a nuca poderão adotar uma posição normal (Fig 93).

Quando o encurtamento dos espinhais é exercido ao nível lombar e cervical, a cifose dorsal é respeitada ou mesmo acentuada, as costelas apresentam-se nitidamente oblíquas para baixo. Esse abaixamento dos pontos fixos costais leva, em caso de rigidez dos inspiratórios nucais, a uma tração para baixo da nuca e cabeça, portanto a um agravamento da hiperlordose cervical e anteriorização da cabeça.

Em caso de hipertonia dos inspiratórios escapulares, a escápula é puxada para as costelas anteriormente, com um agravamento da cifose escapular e enrolamento dos ombros (Fig. 94).

No primeiro exemplo, o indivíduo parece "dilatado", em bloqueio inspiratório, enquanto que no segundo falaríamos classicamente de posição astênica, de fraqueza muscular e seríamos tentados a reforçar esses músculos inspiratórios. Nada seria mais errôneo visto que tanto num caso quanto no outro, a musculatura inspiratória está hipertônica. Somente a presença ou ausência de cifose dorsal determina a forma de expressão da retração do sistema muscular inspiratório. É seguro que essa falsa posição astênica poderá

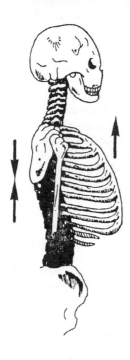
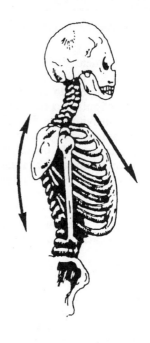

Sujeito "dilatado"
Fig. 93

Sujeito "retraído"
Fig. 94

agravar-se por uma falta de desenvolvimento geral músculo-esquelético, mas, lembremos que esses indivíduos não apresentam fraqueza dos inspiratórios. Toda tentativa de correção da lordose cervical ou recolocação dos ombros em extensão, leva o indivíduo a um bloqueio inspiratório severo do tórax e diafragma. É preferível portanto, dizer que tais indivíduos apresentam um bloqueio inspiratório "retraído".

CAUSAS À DISTÂNCIA
MECANISMOS DE DEFESA
NOÇÃO DE GLOBALIDADE

O simples fato de havermos citado o papel do *stress* no bloqueio inspiratório obriga-nos a evocar, mesmo que sucintamente, as conseqüências morfológicas e organização no espaço dos mecanismos antálgicos que, já sabemos, aumentam o tônus neuromuscular. Os

mecanismos antálgicos ou de defesa, devem preencher as seguintes condições:
suprimir a dor
garantir as funções hegemônicas das quais faz parte a respiração.

NOÇÃO DE ANTAGONISMO – COMPLEMENTARIDADE

É habitual afirmar-se que a colocação correta do homem na posição ereta é baseada no princípio das tensões dos estáticos e dinâmicos antagonistas. Esse confortável princípio de antagonismo sempre fez crer que reforçando um músculo dinâmico julgado muito fraco podíamos relaxar um músculo estático julgado muito rígido ou tônico. Mas, infelizmente, o reforço dos abdominais, por exemplo, nunca conseguiu fazer relaxar os espinhais ou os inspiratórios. Entre outras, a razão de tal fracasso é o fato de que o antagonismo verdadeiro não existe. É impossível encontrar-se no corpo humano dois músculos com inserções simetricamente opostas e funções totalmente inversas. As inserções podem ser anatomicamente opostas com uma função comum (Fig. 95); ou então as inserções não são totalmente antagônicas e aí há uma função comum.

Assim, podemos dizer que o bíceps e tríceps braquial são antago- nistas na flexão-extensão do cotovelo e são complementares quando se associa supinação e extensão do antebraço para abrir-se uma porta, por exemplo.

Vimos também que o diafragma e o transverso do abdome são

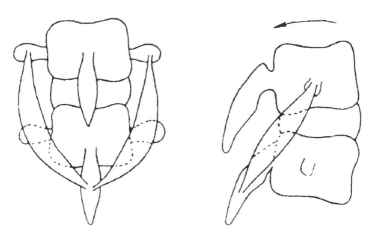

Fig. 95

complementares em uma de suas funções. Podemos multiplicar os exemplos ao infinito.

O antagonismo rigoroso tornaria impossível todo movimento coordenado pluri-segmentar. Devemos então falar de antagonismo – complementaridade. Em muitos movimentos, o aspecto complementar predomina sobre o aspecto antagônico. Isso é mais evidente nas extremidades dos membros e pescoço.

A contração simultânea dos flexores dos dedos e extensores do punho permite gestos finos como escrever, por exemplo. A ação conjunta dos anteriores e posteriores do pescoço realiza um auto-alongamento. Se a noção de antagonismo entre músculos da dinâmica e estática já foi o cavalo de batalha da ginástica médica e esportiva, o antagonismo dos músculos da estática entre si foi ignorado. Devemos esclarecer tratar-se aí de antagonismo-complementaridade.

NOÇÃO DE TENSÃO VITORIOSA – TENSÃO VÍTIMA

O antagonismo complementaridade dos músculos da estática é responsável pela nossa manutenção postural. Do bom ou mau equilíbrio dessas tensões recíprocas depende uma morfologia alterada ou normal. Mas essa afirmação banal esconde uma verdade mais complexa.

Retomemos o exemplo do rotador curto (Fig. 95). O equilíbrio das tensões que ocorre na Figura 95 continua presente na Figura 96, onde um dos músculos, vítima de um reflexo antálgico, está hipertônico e encurtado, enquanto o outro está estirado. A tensão – vítima desse último opõe-se à tensão vitoriosa do primeiro. Os segmentos ósseos ligados a esses músculos estão anormalmente desviados. Um músculo da da utática, cuja função é ser tônico, encontra-se estirado em todas as suas fisiologias sofre. Portanto, quando um músculo da estática, cuja função é ser tônico, encontra-se estirado numa de suas extremidades e em uma ou mais de suas fisiologias, tenderá – por reflexo antálgico e pela necessidade de continuar assegurando sua função antigravitária – a recuperar o comprimento perdido em outra fisiologia ou ao nível de sua outra extremidade. No caso da Figura 91, o músculo vítima poderá aliar-se a seu vencedor e juntos realizarem uma póstero-flexão, agravando a pressão articular (Fig. 97).

PROPAGAÇÃO

Assim, a retração de um único músculo propaga-se de forma antálgica de peça óssea em peça óssea e de tensão-vitoriosa em

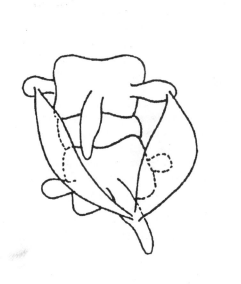
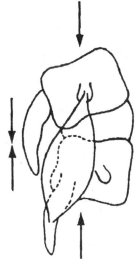

Fig. 96   Fig. 97

tensão-vítima, a um todo, seguindo a regra de respeito às funções hegemônicas e, pois, de equilíbrio. Essa propagação pode ocorrer em série seguindo o modelo 1. Pode ocorrer em paralelo seguindo o modelo 2. A difusão desses mecanismos ocorre através de músculos estáticos vitoriosos ou vítimas. O desvio ósseo é fixado ao nível de cada segmento por músculos antagonistas-complementares. Assim, o músculo 3 está encurtado por causa do comportamento vitorioso do músculo 1 seguido do comportamento vítima do músculo 2 (modelo 3). Sabemos que o comprimento tomado nunca é espontaneamente devolvido: o músculo 3 se fixará em posição de retração.

AVALIAÇÃO DAS RETRAÇÕES EM CADEIA

A retração por hipertonicidade de um músculo da estática (modelo 4, músculo 1), tem por efeito:
  a. estiramento e hipotonicidade de seu antagonista-complementar dinâmico (músculo 1),
  b. desalinhamento dos ossos tracionados,
  c. compensação do músculo estático vencido em uma outra extremidade (músculo 2),

d. encurtamento do músculo estático antagonista-complementar do músculo estático vencido (músculo 3).

No campo respiratório é evidente que os intercostais serão os transmissores-fixadores preferidos por toda retração de um ou vários inspiratórios, enquanto os abdominais constituirão os candidatos mais cotados à hipotonia.

Por outro lado, um bom entendimento dessa difusão de mecanismos de defesa no espaço leva a considerar que lesões à distância podem acarretar uma defasagem de trocas respiratórias. Por exemplo, um problema de membros inferiores poderá levar a uma excessiva verticalização da bacia, que por sua vez será causa de um dorso plano. Portanto, de bloqueio inspiratório. Um trauma do membro superior poderá agravar uma propulsão de um ombro. Logo, o encurtamento dos inspiratórios que unem-se a esse ombro, etc.

Essa simples demonstração nos levará, no capítulo da reeducação, a eliminar toda solução terapêutica analítica e considerar a noção de cadeia muscular.

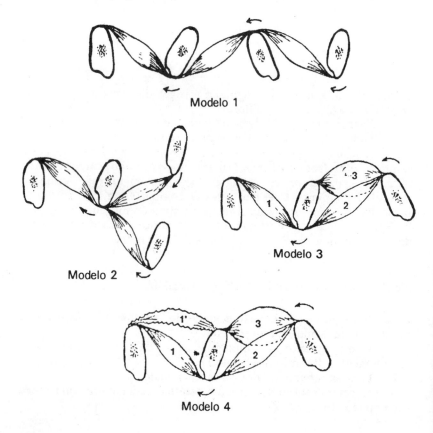

Modelo 1

Modelo 2

Modelo 3

Modelo 4

REEDUCAÇÃO

A CONTRAÇÃO ISOTÔNICA EXCÊNTRICA

Vimos que o futuro patológico dos músculos da estática é a retração, que se aplica, em particular, ao tecido conjuntivo e a hipertonia, que diz respeito à fusimotricidade. Toda manobra de alongamento será em si saudável, porque permite obtermos a fluagem(1) ou alongamento progressivo do tecido fibroso. Mas esse trabalho passivo não permite o desenvolvimento muscular às vezes necessário de obter, quando o indivíduo é insuficientemente musculoso ou é musculoso de forma desequilibrada entre musculatura estática e dinâmica.

Sem entrarmos em detalhes, convém lembrar que se a contração isotônica concêntrica é ideal na reeducação de músculos dinâmicos muito relaxados, por outro lado somente a contração isotônica excêntrica permite dar aos músculos da estática não apenas comprimento e flexibilidade mas também força.

SUSPIRAR

Levando em conta o que acabamos de ver, *o princípio fundamental da reeducação é deslocar o indivíduo no sentido da expiração, fazendo relaxar os músculos inspiratórios.* Com relação a

---

(1) "Le fluage musculaire" Ph. E. Souchard, (tese).

isso, é interessante notar que o desenvolvimento da inspiração foi estimulado apenas no Ocidente. Todas as grandes tradições preocuparam-se com o suspirar, sem no entanto abordar com precisão a realidade biomecânica e terapêutica da respiração. A reeducação deverá, de acordo com o caso, insistir mais particularmente em um outro grupo muscular inspiratório em função de sua particularidade fisiopatológica.

Além disso, já sabemos que é inútil esperar que os inspiratórios relaxem reforçando a musculatura abdominal, porque ela não é tônica, nem perfeitamente antagônica a eles. Ela não foi feita para contrair-se durante a expiração corrente.

Isso significa que se deverá obter uma expiração cada vez mais profunda graças ao relaxamento progressivo dos inspiratórios. O termo consagrado, sempre empregado durante as sessões de reeducação será: "Suspiro cada vez mais amplo e relaxado!".

Enfim, a diversidade de grupos musculares inspiratórios associada ao fato de que as causas de sua retração podem ser várias e situadas à distância, prepara-nos para uma ação terapêutica complexa e adaptada a cada caso em particular.

REEDUCAÇÃO DIAFRAGMÁTICA

Todo bloqueio diafragmático é indissociável da fisiopatologia de seu "tendão", mas vimos que, por outro lado, o diafragma pode ter descido, especialmente nos indivíduos magros e de tipo esportivo, ou subido em pessoas de massa visceral abdominal excessiva.

Após ter visto a liberação prévia do diafragma, isso nos obrigará a empregar dois tipos de correção.

MANOBRAS DE RELAXAMENTO DIAFRAGMÁTICO

Quando a mobilidade diafragmática está alterada, no caso de asma, enfisema, sofrimento esôfago-gástrico e hérnia de hiato, as manobras ditas de diafragma são indispensáveis. São realizadas no começo da sessão de tratamento.

1ª MANOBRA

Pressões suaves e progressivas são realizadas desde o bordo inferior das costelas inferiores esquerdas até o umbigo. Essa massagem pode ser complementada por apoios expiratórios realizados pela outra mão sobre as costelas inferiores esquerdas. Essa manobra só é realizada excepcionalmente à direita, em razão da presença do fígado (Fig. 98).

2ª MANOBRA

Consiste em abaixar com as pontas dos polegares, os bordos inferiores das últimas costelas desde o processo xifóide até a porta da 12ª costela. Essa massagem é realizada progressivamente "pedindo permissão à pele" (Fig. 99).

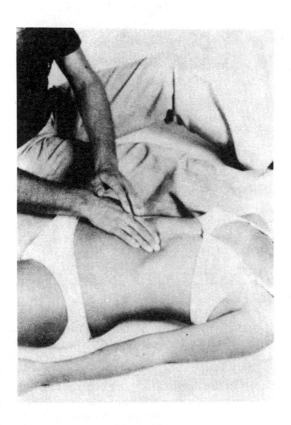

Fig. 98

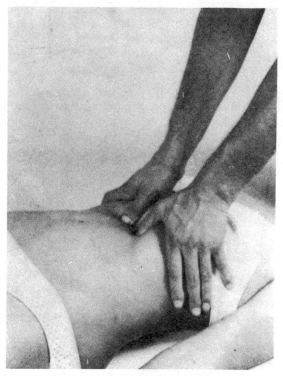

Fig. 99

RELAXAMENTO DO DIAFRAGMA E ALONGAMENTO

1. *INDIVÍDUO MAGRO DE MORFOLOGIA ESPORTIVA*

O diafragma encontra-se crispado sobre uma massa visceral abdominal pouco abundante. A corda cérvico-tóraco-diafragmática está tensa. A região superior do tórax está bloqueada em inspiração. A hiperlordose diafragmática é nitidamente marcada.

A melhora da flexibilidade só pode ocorrer puxando-se todas as inserções diafragmáticas. Deve-se então tracionar o occipital através de um recuo do queixo para corrigir a lordose cervical e alongar a extremidade superior do tendão do diafragma. A lordose lombar e diafragmática são corrigidas através de uma pompagem(1) do sacro e de um enrolamento da bacia, o que puxa os pilares do diafragma. As seis últimas costelas são em seguida abaixadas manualmente para puxar as inserções costais do diafragma. O conjunto dessas manobras tem por efeito imediato bloquear completamente o centro tendíneo e a expiração só ocorre pela contração dos abdominais. Nessa situação, para se conseguir liberar o centro frênico alongando o diafragma e seu tendão, deve-se impedir qualquer esforço inspiratório muito intenso, que teria como efeito elevar as costelas inferiores, favorecendo o encurtamento do diafragma (contração isotônica concêntrica). Deve-se igualmente impedir a contração dos abdominais, que é antifisiológica e não tem efeito algum sobre o alongamento da corda. A única solução é pedir ao indivíduo para suspirar enchendo a barriga. O diafragma possui um comando voluntário que torna impossível solicitar dele esse exercício paradoxal. Imaginemos um bandoneon cuja face superior representa a região superior do tórax e a inferior o diafragma. Esse é um modelo que pode exemplificar as relações entre essas duas estruturas. Se a extremidade inferior (diafragma) abaixa-se enquanto a superior (tórax superior) permanece fixa ou eleva-se, o ar entra (Fig. 100). Se a extremidade superior abaixa-se tanto quanto a inferior, não há entrada nem saída de ar (Fig. 101). Se a extremidade superior se abaixa mais que a inferior, o ar sai (Fig. 102). É então possível expirar contraindo o diafragma.

O centro tendíneo pode abaixar-se sem elevar as costelas inferiores se elas forem mantidas pela tonicidade ou mesmo pela contração do quadrado lombar. A lombar e as costelas inferiores servem então de pontos fixos. Reencontramos aqui os exemplos das Figs. 14a e 14b. O volume dessa expiração será menor do que quando há o acréscimo do rebaixamento do tórax e subida do diafragma (Fig. 103). Essa expiração paradoxal é realizada por uma descida expiratória da região superior do tórax, *graças à tração exercida pelo ligamento esterno-pericárdico superior sobre o manúbrio e a contração do transverso do tórax.* Por sua vez, a descida da região superior do tórax tem como efeito um avanço da cabeça e um aumento da lordose cervical através da ação dos esternocleidomastóideos e escalenos e um enrolamento anterior dos ombros através dos peitorais menores. Por isso, deve-se corrigir simultaneamente cabeça, nuca e ombros. Estando todas as extremidades alongadas, a expiração enchendo a barriga realiza uma contração isotônica excêntrica do diafragma e um alongamento progressivo do conjunto da corda (Fig. 104).

---

(1) "Pompage" - manobras de descompressão articular e alongamento. (N.T.)

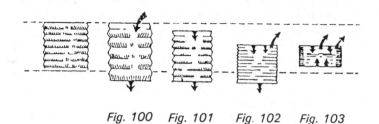

Fig. 100   Fig. 101   Fig. 102   Fig. 103

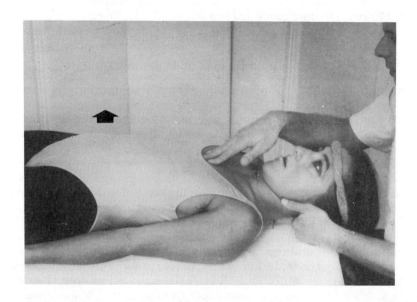

Fig. 104

Resumindo: o alongamento do conjunto diafragma-tendão do diafragma requer um alongamento ao nível de todas as inserções – cefálicas, cervicais, lombares e costais – associado à contração do diafragma sem lhe permitir encurtar-se. É a contração paradoxal isotônica excêntrica do diafragma ou expiração enchendo a barriga.

2. INDIVÍDUO COM MASSA VISCERAL EXCESSIVA

O diafragma sobe. As costelas inferiores encontram-se muito separadas e os abdominais distendidos.

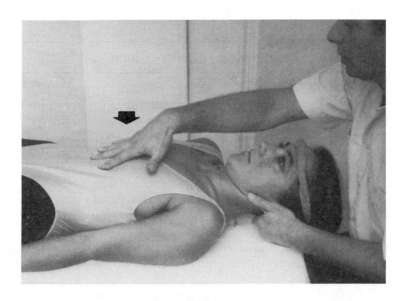

Fig. 105

Como no caso precedente, deve-se puxar todas as extremidades da corda: tração nucal, correção da lordose lombar, insistência particular na correção manual das costelas inferiores. O terapeuta abaixa-as durante a expiração, o que provoca uma descida do diafragma. Depois, nesse caso e apenas nesse caso, após haver obtido a correção das costelas inferiores será possível solicitar-se a manutenção delas em posição corrigida pela contração dos abdominais especialmente pela do oblíquo interno.

Essa correção, tanto quanto a precedente, puxa o "tendão" e tende a aumentar a lordose cervical e a enrolar os ombros, o que obriga a tracionar novamente e ao mesmo tempo essas extremidades da corda, mantendo rigorosamente a correção lombar. Essas correções serão feitas ao mesmo tempo que um aumento da amplitude expiratória (Fig. 105).

3. INDIVÍDUO MISTO

Através desse termo devemos entender um indivíduo que apresenta ao mesmo tempo um bloqueio torácico superior, que necessita portanto de uma expiração enchendo a barriga, e um bloqueio inferior de tórax que se apresenta muito aberto e requer uma

Quadro 4

O diafragma e a corda do arco

Fisiopatologia	Princípios de Correção
Bloqueio inspiratório. Defasagem de trocas respiratórias. Bloqueio grave.	Suspiro amplo e relaxado. Recolocar na expiração. Manobras de diafragma.
Indivíduo magro com bloqueio torácico superior. Bons abdominais.	Suspiro enchendo a barriga. Correções manuais expiratórias da região superior do tórax.
Indivíduo com massa visceral excessiva e bloqueio inspiratório torácico inferior, abdominais relaxados.	Suspiro entrando na barriga e nas costelas inferiores. Correções manuais expiratórias na região inferior do tórax.
Indivíduo misto.	Alternância dos dois tipos de correção.

expiração com manutenção da correção das costelas inferiores pelos abdominais. Nesse caso, convém aplicar os dois tipos de correção. Essas intervenções diferentes, em função do tipo morfológico estão resumidas no Quadro 4.

ALONGAMENTO DOS INSPIRATÓRIOS NUCAIS

Quando o diafragma e o tórax corrigem-se em expiração e, sobretudo, quando – graças a uma expiração enchendo a barriga a região superior do tórax desce – vemos que a lordose cervical aumenta e a cabeça se desloca para a frente.

Para obter-se o alongamento dos escalenos e esternocleido-mastóideos deve-se alongar a nuca recuando o queixo. Para que esse trabalho não seja apenas passivo, mas, pelo contrário, isotônico excêntrico, o indivíduo deve apoiar seu occipital na mão do terapeuta e esse, com a outra mão, deve abaixar a região superior do tórax durante a expiração. Em caso de excessiva rigidez, ocorre às vezes não ser possível recuar o occipital ao mesmo tempo que a região dorsal. Isso só pode ser feito progressivamente.

Para alongar-se o trapézio superior deve-se associar a essas correções o rebaixamento da cintura escapular e a adução da escápula e braço (Fig. 106 e Quadro 5)

ALONGAMENTO DOS INSPIRATÓRIOS ESCAPULARES

A descida expiratória do tórax leva o processo coracóide para baixo e para a frente pela ação do peitoral menor e a escápula para uma abdução pela ação do serrátil anterior. A correção fundamental consistiria em desenrolar os ombros e recolocar as escápulas. Ao mesmo tempo, o terapeuta insistiria na descida das costelas durante a expiração, visto que tal manobra corretiva fará com que estas se elevem excessivamente.

QUADRO 5

Inspiratórios nucais

Fisiopatologia	Princípios de Correção
Bloqueio inspiratório das primeiras costelas.	Suspiro amplo e relaxado. Redeslocar em expiração. Suspiro enchendo a barriga. Correções manuais expiratórias sobre o manúbrio esternal e primeiras costelas.
Nuca curta.	Alongamento da nuca por tração manual sobre o occipital.
Cabeça para a frente. Ascensão da cintura escapular.	Recuo do queixo. Recuo do occipital ao mesmo tempo que a dorsal. Descida da cintura escapular.
Abdução da escápula.	Adução da escápula e braço.

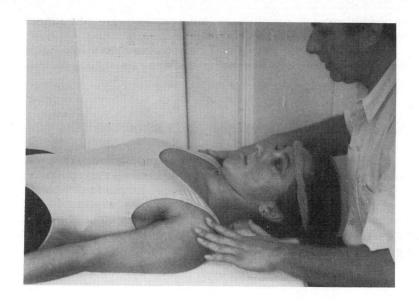

Fig. 106

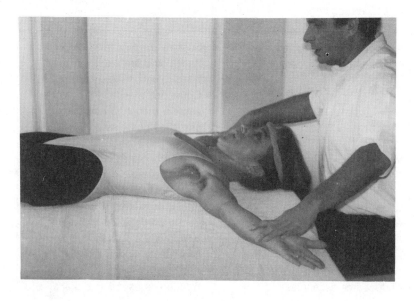

Fig. 107

Vimos, por outro lado, que certos adutores do braço como o peitoral maior e grande dorsal, são inspiratórios acessórios. Quando rígidos, seu alongamento necessita de abdução progressiva dos braços. Ainda nesse caso os ombros devem ser desenrolados. O terapeuta insiste manualmente sobre a escápula e regiões do tórax especialmente bloqueadas por essa manobra. A subida dos braços em abdução é realizada com oposição manual do terapeuta para obter-se uma contração isotônica excêntrica dos músculos encurtados (Fig. 107 e Quadro 6).

Quadro 6

Os Inspiratórios Escapulares	
Fisiopatologia	*Princípios de Correção*
Peitoral menor e serrátil anterior:	Suspiro amplo e relaxado.
Bloqueio inspiratório da 3ª à 10ª costela.	Redeslocar em expiração. Correções manuais em expiração sobre costelas bloqueadas em inspiração.
Enrolamento do ombro.	Desenrolamento do ombro.
Abdução da escápula.	Reeducação da escápula e braço.
Peitoral maior e grande dorsal:	Suspiro amplo e relaxado.
Bloqueio inspiratório das seis primeiras e das quatro últimas costelas.	Redeslocar em expiração. Correções manuais expiratórias.
Abdução difícil do braço.	Abdução do braço. Região superior do tórax bloqueada em inspiração: suspiro enchendo a barriga. Região inferior do tórax bloqueada em inspiração: suspiro abaixando as costelas inferiores por uma contração abdominal.

ALONGAMENTO DOS INSPIRATÓRIOS ESPINHAIS

1. Quando o indivíduo apresenta ao mesmo temo uma hiperlordose diafragmática e cervical (indivíduo retraído), os músculos espinhais estão particularmente encurtados a nível dessas duas concavidades posteriores. Será necessário então tracionar-se o occipital recuando o queixo e corrigir a lordose lombar tracionando-se o sacro e enrolando a bacia (Fig. 108).
   Recaímos aí nas condições de tracionamento da corda do arco nos indivíduos de massa abdominal excessiva. A correção lombar leva ao bloqueio do centro tendíneo pela tração dos pilares e fibras posteriores do diafragma e, portanto, à elevação das seis últimas costelas. O terapeuta deve intervir manualmente sobre essa região costal. O alongamento da lordose cervical eleva a região superior do tórax, o que também requer uma correção manual.
2. Quando um indivíduo apresenta um dorso plano (indivíduo dilatado) o rebaixamento expiratório manual do tórax associado a uma expiração enchendo a barriga, recria uma cifose dorsal mas acentua as lordoses lombar e cervical que por sua vez, devem ser corrigidas. Aí estão os problemas que encontraríamos para alongar o diafragma e seu tendão em indivíduos de morfologia esportiva (Fig. 109).

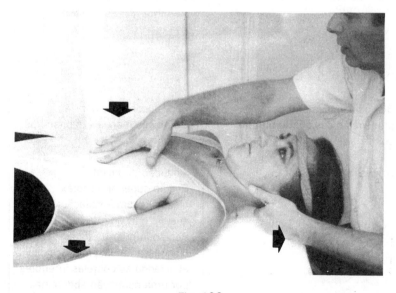

Fig. 108

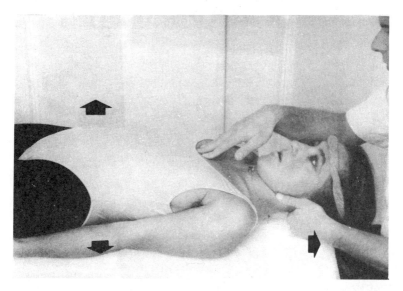

Fig. 109

REEDUCAÇÃO POSTURAL GLOBAL

Temos aqui a confirmação de que a corda e o arco têm fisiopatologias interligadas, o que requer uma correção simultânea. Essa simples demonstração prova que não podemos corrigir uma região do tórax sem levar a compensações seja a nível lombar, seja a nível dorsal, cervical ou escapular. Mas isso vai ainda mais longe. A hiperlordose lombar não está apenas ligada ao diafragma e aos espinhais, mas também à retração do psoas. Toda correção da lordose lombar que visa corrigir o diafragma vai levar a uma flexão coxo-femoral que deve ser progressivamente corrigida se quisermos corrigir o psoas e resolver definitivamente a hiperlordose.

Da mesma forma, um desenrolamento do ombro criará compensações ao nível do cotovelo por intermédio do bíceps. Os ombros e seus inspiratórios não serão definitivamente corrigidos a não ser que o cotovelo também o seja. Podemos multiplicar os exemplos: eles chegam sempre à conclusão da necessidade de um trabalho global, como já nos permitia presumir o fato de que causas à distância podem influir sobre a respiração. É o papel da Reeducação Postural Global, método do campo fechado, cujos princípios já foram objeto de publicações anteriores (1).

---

(1) Ph. E. Souchard, *Reeducação Postural Global - Método do Campo Fechado*. Ed. Ícone, São Paulo.

A RESPIRAÇÃO TOTAL

EXPIRAÇÃO TORÁCICA SUPERIOR

Vimos que a contração dos abdominais permite assegurar a expiração torácica a 4ª costela mas não é suficiente para assegurar a descida da região superior do tórax. A descida do centro tendíneo durante a expiração enchendo a barriga, traciona o ligamento esterno-pericárdico suerior, que é o único capaz de rebaixar o manúbrio do esterno. A contração do transverso do tórax acentua sua ação expiratória sobre as 3ª, 4ª, 5ª e 6ª cartilagem costais. A expiração torácica superior só pode ser feita "desde o interior" por uma contração paradoxal do diafragma e ação do transverso do tórax.

EXPIRAÇÃO TORÁCICA INFERIOR

Realiza-se pela contração dos oblíquos internos, oblíquos externos, quadrado lombar. Essa ação empurra o diafragma para cima e opõe-se à expiração torácica superior.

EXPIRAÇÃO TOTAL

É obrigatoriamente a somatória de uma descida máxima da região superior do tórax, de um fechamento da região inferior do tórax, da subida ideal do diafragma pelo transverso. Levando em conta o que acabamos de ver, ela só é possível na seguinte ordem cronológica:

1. Expiração torácica superior através da contração paradoxal do diafragma e ação do transverso do tórax (Fig. 110a).
2. Expiração torácica inferior através dos oblíquos e quadrado lombar (Fig. 110b).
3. Expiração abdominal através da ação do transverso que empurra a massa visceral e faz subir o diafragma (Fig. 110c).

Essa expiração total permite imediatamente ao indivíduo obter um ganho de 10% no espirômetro.

PILOTAGEM DO SUSPIRO

Dissemos que os abdominais possuem uma inervação voluntária setorial.

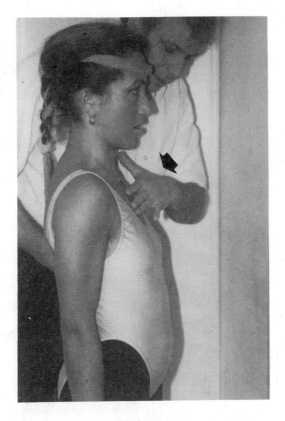

Fig. 110a

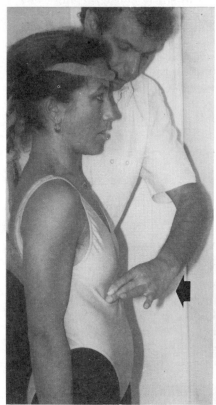

Fig. 110b

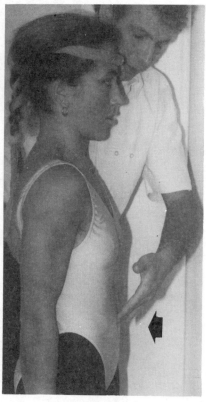

Fig. 110c

De acordo com as necessidades será possível solicitar, durante o processo de reeducação, contração especifica de um ou outro músculo para manter-se a correção.

Um indivíduo misto com asa de Sigaud (1) esquerda muito acentuada, por exemplo, pode ser corrigido em expiração enchendo a barriga, seguida por uma expiração torácica inferior com insistência sobre a região esquerda, graças à contração do oblíquo interno esquerdo e oblíquo externo esquerdo. Lembremos que se os abdominais podem manter a correção, essa é obtida pela ação manual do terapeuta que, insistindo sobre as regiões bloqueadas do tórax, faz relaxar os inspiratórios.

INSPIRAÇÃO TORÁCICA

A inspiração forçada nesse nível é realizada por diversas contrações que já vimos: as dos espinhais que associam póstero-flexão dorsal e rotação do braço menor da costela. A contração dos escalenos eleva a primeira e segunda costelas (e a terceira pela inserção do serrátil anterior). Os intercostais transmitem esse movimento cujo ponto fixo é superior ao conjunto das costelas (Fig. 54). Uma retropulsão dos ombros pode, entre outras coisas, associar uma certa ação do serrátil anterior, peitoral menor e peitoral maior.

INSPIRAÇÃO DIAFRAGMÁTICA

A inspiração torácica forçada tem uma ação sobre o centro tendíneo. Na realidade, o auto-endireitamento obtido pela correção da cifose dorsal, assim como a ascensão da região superior do tórax por causa da ação dos escalenos, tensiona a porção superior do "tendão do diafragma". O centro tendíneo fixa-se solidamente. O diafragma pode então elevar vigorosamente as costelas inferiores a partir desse ponto fixo superior.

A inspiração total é então fruto da contração dos inspiratórios acessórios e do diafragma. Tudo ocorre como se o centro tendíneo estivesse inserido na base do crânio, nas cervicais e região superior do tórax. Todo endireitamento da cabeça e nuca, toda ascensão da região superior do tórax, elevam diretamente as seis últimas costelas.

Essa inspiração total aproxima-se muito mais da fisiologia automática do que a expiração total que foi descrita anteriormente.

---

(1) Saliência na região interior do tórax causada pela excessiva abertura das costelas inferiores. (N.T.)

Em toda inspiração forçada contraímos simultaneamente inspiratórios acessórios e diafragma.

CICLO RESPIRATÓRIO DE REGENERAÇÃO: RESPIRAÇÃO TOTAL

As trocas respiratórias que em nossa forma de ver só podem começar pela expiração (deve-se esvaziar antes de retomar), só serão completas na seguinte ordem cronológica:

1 - Expiração torácica superior
2 - Expiração torácica inferior
3 - Expiração abdominal
4 - Inspiração torácica
5 - Inspiração abdominal

Apenas os três tempos expiratórios que permitem o alongamento dos inspiratórios são reeducativos.

BIBLIOGRAFIA

Bienfait M., *Les fascias*.

Bouchet-Cuilleret, *Anatomie*.

David L. Basset, *Atlas of Human Anatomy*.

Duchenne de Boulogne, *Physiologie des mouvements*.

Even Ph., *La respiration*.

Kapandji, *Physiologie articulaire*.

Leonardt, *Anatomie*.

Morin G., *Physiologie du système nerveux central*.

Platzer, *Anatomie*.

Poirier-Charpy, *Traité d'anatomie humaine*.

Poirier-Baumgartner, *Précis de dissection*.

Rouvière, *Précis d'anatomie et de dissection*.

_____, *Anatomie humaine*.

Schinz H.R., Baensch We., Friedl E., Vehlinger E., *Traité de radiodiagnostic. Le thorax*.

Sobota, *Atlas d'anatomie humaine*.

Zuppinger, *Traité de radiodiagnostic. Le diafragme*.

IMPRESSO NA

GRÁFICA sumago

sumago gráfica editorial ltda
rua itauna, 789 vila maria
02111-031 são paulo sp
tel e fax 11 **2955 5636**
sumago@sumago.com.br

------------------------------ dobre aqui ------------------------------

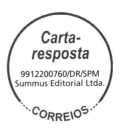

Carta-resposta
9912200760/DR/SPM
Summus Editorial Ltda.

CORREIOS

CARTA-RESPOSTA
NÃO É NECESSÁRIO SELAR

O SELO SERÁ PAGO POR

AC AVENIDA DUQUE DE CAXIAS
01214-999 São Paulo/SP

------------------------------ dobre aqui ------------------------------

RESPIRAÇÃO

--- recorte aqui ---

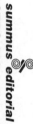

summus editorial

CADASTRO PARA MALA-DIRETA

Recorte ou reproduza esta ficha de cadastro, envie completamente preenchida por correio ou fax, e receba informações atualizadas sobre nossos livros.

Nome: _____ Empresa: _____
Endereço: ☐ Res. ☐ Coml. _____ Bairro: _____
CEP: _____-_____ Cidade: _____ Estado: _____ Tel.: ( ) _____
Fax: ( ) _____ E-mail: _____ Data de nascimento: _____
Profissão: _____ Professor? ☐ Sim ☐ Não Disciplina: _____

1. Você compra livros:
☐ Livrarias ☐ Feiras
☐ Telefone   ☐ Correios
☐ Internet   ☐ Outros. Especificar: _____

2. Onde você comprou este livro? _____

3. Você busca informações para adquirir livros:
☐ Jornais   ☐ Amigos
☐ Revistas   ☐ Internet
☐ Professores ☐ Outros. Especificar: _____

4. Áreas de interesse:
☐ Educação   ☐ Administração, RH
☐ Psicologia   ☐ Comunicação
☐ Corpo, Movimento, Saúde   ☐ Literatura, Poesia, Ensaios
☐ Comportamento   ☐ Viagens, Hobby, Lazer
☐ PNL (Programação Neurolingüística)

5. Nestas áreas, alguma sugestão para novos títulos? _____

6. Gostaria de receber o catálogo da editora? ☐ Sim ☐ Não

7. Gostaria de receber o Informativo Summus? ☐ Sim ☐ Não

Indique um amigo que gostaria de receber a nossa mala-direta

Nome: _____ Empresa: _____
Endereço: ☐ Res. ☐ Coml. _____ Bairro: _____
CEP: _____-_____ Cidade: _____ Estado: _____ Tel.: ( ) _____
Fax: ( ) _____ E-mail: _____ Data de nascimento: _____
Profissão: _____ Professor? ☐ Sim ☐ Não Disciplina: _____

summus editorial
Rua Itapicuru, 613 – 7º andar 05006-000 São Paulo - SP Brasil Tel.: (11) 3872 3322 Fax: (11) 3872 7476
Internet: http://www.summus.com.br   e-mail: summus@summus.com.br

cole aqui